AF311834

# NOTICE

## PHYSIQUE MÉDICALE ET HISTORIQUE

# SUR L'ESPAGNE.

DE L'IMPRIMERIE DE CELLOT.

# NOTICE

## PHYSIQUE, MÉDICALE ET HISTORIQUE

### SUR

## LE CLIMAT, LE SOL ET LES PRODUCTIONS

# DE L'ESPAGNE,

Considérés particulièrement sous le rapport de leur influence sur les Armées étrangères qui y font ou qui y ont fait la guerre;

## PAR A. WILLAUME,

Chirurgien principal des armées françaises en Espagne, Chirurgien en chef de l'hôtel-succursale des Invalides de Louvain, Docteur de la Faculté de Médecine de Paris, et Associé correspondant de la Société médicale établie en son sein, Associé étranger de l'Académie Joséphine impériale de Vienne, de l'Académie royale de médecine de Madrid, Membre de la Légion d'honneur, et Chevalier de l'ordre royal du mérite civil de Wurtemberg.

Nam qui hæc omnia probè, quantum fieri potest, cognoverit, aut horum plurima, eum non latere possunt quum in urbem etiam ignotam sibi pervenerit, neque morbi regioni peculiares et patrii, neque communis regionis natura, quæcumque tandem ea fuerit, ut non possit in cognoscendis morbis dubius hærere, aut errare sicubi ad morborum medicationem adhibeatur.

*Hipp. de aer. aq. et loc.* §. I. *Vanderlind.*

## A PARIS,

Chez GABON, Libraire, rue de l'École de Médecine.

1812.

# NOTICE

## PHYSIQUE, MÉDICALE ET HISTORIQUE

# SUR L'ESPAGNE.

———

La santé des gens de guerre a de tout temps attiré l'attention, non-seulement des hommes appelés par état à les secourir dans leurs maladies et dans les accidens auxquels ils sont continuellement exposés, mais encore de ceux qui se destinent au commandement ou à l'administration des armées. La même main qui traça le plan de la bataille de Fontenoi ne dédaigna pas d'écrire sur les vêtemens et la chaussure du soldat.

En effet, la force et les succès des armées dépendent, en grande partie, de la santé et de la vigueur des hommes qui les composent, ainsi que d'une sérieuse attention à toutes les causes locales qui peuvent entretenir ou altérer ces heureuses dispositions ; et, depuis la peste qui ravagea le camp des Grecs devant Troie, jusqu'à l'équipée des Anglais à Valcheren (1), plus d'une

———

(1) On voit, par une pièce officielle du gouvernement anglais faisant partie des documens mis sous les yeux du

expédition a manqué, ou failli manquer, faute d'une attention suffisante, de la part des chefs, à cet objet essentiel.

Les gouvernemens modernes, plus éclairés, plus libéraux que les gouvernemens anciens, n'ignorent point cette grande vérité (1), et donnent à l'hygiène militaire toute l'attention qu'elle mérite ; si leurs intentions ne sont pas toujours remplies à cet égard, la faute en est aux agens qu'ils chargent de pourvoir à cette branche importante de l'administration militaire, ou à des vices inhérens aux réglemens qui la concernent.

---

parlement, que dans cette expédition, entreprise en une saison contraire, l'armée anglaise eut, depuis le 21 août jusqu'au 4 septembre, 11,863 malades ou blessés, nombre inouï. Il seroit utile de mettre sous les yeux du gouvernement et des chefs militaires un tableau historique, plus encore que médical, des épidémies qui ont ravagé les armées en différens temps, et fait manquer des expéditions importantes : par exemple, la perte du Milanais, que l'amiral Bonivet dut évacuer devant le connétable de Bourbon et le marquis de Pescaire ; la levée du siége de Naples, et la mort de Lautrec qui le commandoit, etc.

(1) Ces derniers ne négligeoient cependant pas cette importante partie de l'art militaire, ainsi que le prouvent les institutions de Sparte, les écrits de Xénophon, de Polybe, de Végèce, etc.

Les armées françaises pourroient , sur ce point comme sur tant d'autres , servir de modèle ; ce service n'est pas une des moindres attributions du ministre chargé de l'administration de la guerre. Que ne doit-on pas attendre des lumières , des grandes vues, et du génie investigateur du ministre actuel ? Un de ses premiers soins en entrant au ministère a été de porter ses regards sur cette partie du service , et de donner aux officiers de santé militaires des espérances pour l'avenir. Notre grand empereur lui-même, à la tête de ses armées , au milieu de ses hautes conceptions , a daigné plusieurs fois s'occuper des besoins du soldat malade ou blessé , et verser sur une classe essentiellement et uniquement dévouée à le soulager et le consoler , tous les genres d'encouragemens et de récompenses. Les tableaux de la peste de Jaffa et de la bataille d'Eylau transmettront à la postérité deux actes éclatans d'humanité du plus grand comme du plus puissant des monarques.

Cette attention du gouvernement à tout ce qui concerne la santé des armées a dû nécessairement éveiller la sollicitude et échauffer le zèle des chefs du service de santé; aussi les a-t-on vus en Allemagne, en Italie, en Égypte, s'empresser, dès que l'armée entroit en campagne, ou se trouvoit menacée de quelque épidémie, de répandre les lumières, les avis, les instructions, propres à garantir le soldat de l'influence des diverses causes nuisibles, particulières au climat et au pays où il faisoit ou bien alloit porter la guerre, et concourir ainsi, autant qu'il étoit en eux, aux succès de l'armée......

« ............ Curæ sagaces
Expediunt per acuta belli. »
Hor. *od. III. lib. IV.*

Dans la médecine militaire comme dans la médecine en général, l'objet le plus important et le plus méritant est, sans contredit, de prévenir les maladies. Un officier de santé militaire doit donc faire une étude particulière de l'hygiène ou médecine préservative, et s'appliquer à connoître sous tous ses rapports le pays où l'armée qu'il suit doit faire la guerre. Il y parviendra en consultant les topographies physiques et médicales de ce pays, s'il en existe ; l'histoire des guerres dont il a été le théâtre ; en voyant par lui même, en recueillant des médecins, des physiciens, des savans, tous les renseignemens qui peuvent l'éclairer. C'est le but que je me suis proposé depuis mon entrée en Espagne, et ce sont quelques-unes des notes recueillies à cette occasion que je présente ici.

L'Espagne , par sa position géographique, son climat, la variété de son sol, la nature de ses productions, le caractère de ses habitans, offre, comparativement aux autres contrées de l'Europe, des différences plus tranchées qu'on ne le croiroit, en ne considérant que les latitudes entre lesquelles elle est comprise ; et, sous ce rapport, elle a, moins que tous les autres pays, cette physionomie uniforme que leur ont donnée le commerce, les voyages, et la civilisation encore peu avancée en celui ci.

La situation de cette grande péninsule entre deux mers si dissemblables, sa proximité de l'Afrique, l'exposition différente et opposée de ses côtes, de ses provinces, la variété de son sol, ses principales chaînes de montagnes, le cours de ses grandes rivières, établissent une grande différence dans la constitution atmosphérique, les productions, et même le caractère des habitans de ses diverses provinces. C'est ainsi que le laborieux et patient Galicien, le sombre et mélancolique Castillan, l'Andaloux vif et fanfaron, se ressemblent aussi peu sous le rapport du caractère, que la Galice, les deux Castilles, et l'ancienne Bétique, sous celui du climat et des productions (1) : par la même raison les re-

_______________

(1) Ubi enim mutationes temporum contingunt fre-

tours des diverses constitutions annuelles dans chacune des provinces sont plus réguliers que dans d'autres pays, et leurs effets plus constans et plus marqués; il en sera question plus en détail ci-après.

Ce que je dis ici et ce que je dirai dans la suite, de l'Espagne, peut s'appliquer en grande partie au Portugal.

De tous temps les guerres en Espagne ont été difficiles et pénibles pour les armées étrangères (1). Les grandes distances à parcourir, la rareté et la difficulté des chemins, celle des subsistances et de leurs transports, la chaleur, les sécheresses, la rareté de l'eau, la grande quantité de montagnes, les crues subites des

---

quentes, et plurimùm interse diversæ, ibi et formas, et mores, et naturas reperias plurimùm differentes.

Hipp. *de aer. aq. et loc.* §. 56.

(1) Le sénat romain en convenoit, et appeloit *militia durissima* la guerre que faisoient les armées romaines en ce pays : « Hispaniense bellum cum parum prospere aliquoties gestum, ita confudisset civitatem romanam, ut nec ii quidem invenirentur qui aut tribunatum exciperent, aut legati ire vellent. »

Flori *Epitome in lib.* 48, *Tit-Liv.*

« Horrida vitanda est Hispania. . . . . . »

dit aussi Juvénal. *Sat. VIII.*

rivières et des torrens, la facilité qu'a l'ennemi de porter des diversions sur un point quelconque d'une immense étendue de côtes ; enfin, le caractère dissimulé, opiniâtre et féroce des habitans, en rendent facilement raison. Les longues et sanglantes luttes des Carthaginois et des Romains, celles des Romains entre eux, des Maures et des Goths, en font foi.

Les soldats romains, si accoutumés, si endurcis aux fatigues de la guerre, se plaignoient de ces difficultés : « *Cum Pyrenaeum et Alpes et* » *immensa viarum spatia aegre sub armis* » *eniterentur* », dit Tacite (1). Il est assez curieux de lire dans Froissart le récit des peines et des privations qu'éprouvèrent, en Portugal et en Espagne, les Anglais venus avec le duc de Lancastre au secours du roi de Portugal, contre celui de Castille soutenu d'Olivier du Guesclin. Le style naïf de cet historien me porte à citer ici quelques-unes des lamentations qu'il met dans la bouche de ces Anglais, d'autant plus que les causes de leurs plaintes existent encore aujourd'hui, et que les armées en souffrent tous les jours.

Les Anglais venus au secours du roi de Portugal avec le duc de Lancastre ne pouvant supporter les mésaises d'Espagne, di-

____

(1) Hist. lib. I. cap. 23.

saient : «Ce royaume d'Espaigne n'est pas douce
» terre, n'amiable à chevaucher n'à travailler.»
Puis il continue ainsi le récit de ce qu'ils avoient
à souffrir : « Car c'estoit environ la Saint-Jean-
» Baptiste (1387), que le soleil est en sa force et
» vertu, et par special en ce pays d'Espagne,
» et de Grenade et des royaumes loingtains des
» marches du septentrion : et n'estoit depuis l'en-
» trée d'avril, nulle douceur descendue du ciel,
» ne pluye, ne rosée : mais estoyent les herbes
» toutes arses. Ces Anglois mangeoient des raisins
» à foison quand ils en pouvoient avoir, et puis
» buvoient de ces forts vins de Lissebonne et
» de Portugal, pour eux refrechir et plus en
» buvoyent, plus séchauffoyent, car il leur ar-
» doit le foie et le poumon et toutes les entrailles
» de dedans ; car ils estoyent tout au contraire
» de leur nature. Anglois sont nourris de douces
» viandes et de cervoises bonnes et grosses, qui
» tiennent les corps moites ; et ils avoyent les
» vins durs et chauds, et en buvoient largement
» pour oublier leurs douleurs. Les nuicts y sont
» chaudes pour la grande chaleur qu'il y fait tout
» le jour : mais sur l'aube du jour, l'air se re-
» froidit durement, et ce les decevoit, car, de
» nuict, ils ne pouvoyent souffrir couvertures
» sur eux et s'endormoyent tous nuds en celle
» ardeur et chaleur de vin. Or venoit le froid

» du matin qui les happoit et leur tranchoit tout
» le corps, dont ils entroyent en fievres et ma-
» ladies ou cours de ventre, et mouroyent sans
» aucun remede : et aussi bien mouroyent les
» barons et chevaliers que les menus gens fai-
» saient ; c'estoit tout un. » Enfin ils furent ré-
duits à implorer du roi de Castille la permission
de se retirer dans les villes qu'il tenoit. « La
» greigneur partie des nobles se traït à Ville-Ar-
» pent, pour la cause qu'elle estoit toute garnie
» et remplie de soudoyers estrangers : Bretons,
» Français, Normands et Poictevins desquels mes-
» sire Olivier du Guesclin estoit tout souverain.
» Encore se confioyent plus les Anglois en ceux
» que je vous nomme qu'ils ne faisoyent ès
» Espagnols, et pour cause. . . . . . . . . . . .
» ceux qui avoyent été au voyage de Portugal
» ( et qui n'y vouloient plus retourner ) en di-
» soyent paroles deplaisantes parmy le royaume
» d'Angleterre qui décourageoyent tous les
» autres. Si, disoyent ces Anglois, ce voyage là
» ne nous est pas bien à la main ; il nous est
» trop loing ; mieux nous vault. et plus profi-
» table nous est la guerre de France : car en
» France y a très souef pays et doux et cour-
» toise contrée et air attrempé, et douces rivieres
» et beaux logis ; mais en Castille, n'a que
» roches, qui ne sont pas bonnes à manger au

» verjus et montagnes moult hautes, et dur air
» et rivieres troubles, et vivres divers et vins
» moult forts et secs et chauds et hors de notre
» boisson; et poures gens et ords et qui sont mal
» vestus et mal habillés et tous hors de notre
» ordonnance et est moult grande folie d'y aller.»
( *Vol. 3, pag.* 245. )

Les choses n'ont point changé, non plus que
les hommes, et je crois bien que les Anglais
d'aujourd'hui tiennent le même langage. Maintenant s'agit-il du caractère du peuple espagnol?
Que l'on consulte l'histoire des guerres ou des
expéditions entreprises ou soutenues par les
Espagnols, par exemple l'histoire de la deuxième guerre punique (1); que les chirurgiens,
particulièrement, ouvrent le livre des apologies et
voyages de notre bon Paré; qu'ils y lisent la re-
lation du siége de Hesdin, et ils en verront un
échantillon, ainsi que l'opinion qu'avoit du caractère espagnol ce père de la chirurgie militaire (2). L'Espagnol d'aujourd'hui est à peu

______

(1) « Ecce alterum bellum, minus quidem spatio, sed
adeo cladium atrocitate terribilius, ut siquis conferat
damna utriusque populi, similior victo sit populus qui
vicit », dit *Florus, lib. I. cap. VI. Epitome rerum roma-
narum.*

(2) En parlant de la courtoisie et de la conduite humaine et généreuse du duc de Guise envers les Espagnols.

près le même que celui de ces temps encore peu civilisés ; et sous ce rapport, on peut dire, sans exagération et pour être court, qu'il se rapproche plus de l'Africain son voisin, dont il a beaucoup des goûts, des mœurs et des usages, que des autres nations de l'Europe (1).

---

restés malades dans leur camp après le siége de Metz, Paré dit, au sujet des soins que leur donnoient les chirurgiens français : « Ce que nous faisions de bonne volonté, et croy qu'ils n'eussent fait le semblable envers les nôtres, parce que l'Espagnol est très-cruel, perfide et inhumain, et partant, ennemy de toutes nations ». Pages 789 de ses œuvres. Voyages et Apologies.

(1) Si le langage d'un peuple peut, comme je le crois, donner une idée de son caractère, je remarquerai que la langue espagnole a plusieurs manières proverbiales d'exprimer les actes de la cruauté la plus raffinée, telles que, par exemple, *Sacar el corazon por las espaldas ; sacar los ojos por el cogote ; arrancar las uñas con pinzas*, etc. C'est-à-dire, tirer le cœur par les épaules ; tirer les yeux par la nuque ; arracher les ongles avec des pinces.

Nulle part la pitié envers les animaux n'est moins connue qu'en Espagne ; au reste, on observe dans le physique de cette langue la même enflure, la même bouffissure, que dans le style et le caractère du peuple qui la parle : beaucoup d'*a*, d'*o*, d'*os*, d'*or*; c'est la langue de l'orgueil, comme le dit fort bien le traducteur français de Bacon, M. la Salle. Quant à cette prétendue

Malgré le grand nombre d'écrits de tous genres qui existent sur ce peuple et le pays qu'il habite, je crois que ni l'un ni l'autre n'est encore bien connu, au moins sous les rapports sous lesquels je les considère ici (1). Bacon, comparant les Espagnols aux Français, disoit déjà que les premiers paroissoient plus sages qu'ils ne l'étoient effectivement. Un préjugé plus grand encore existe, concernant leur pays : les personnes qui ne l'ont pas habité croient généralement que l'air en Espagne est doux, tempéré et sain ; elles ont été induites en erreur par quelques auteurs espagnols, toujours portés à vanter, sans règle ni mesure, tout ce qui leur appartient, ou par des écrivains étrangers qu'ont

fierté trop vantée chez les Espagnols, ce n'est, à mon avis, qu'une grossièreté de mœurs, jointe à une haute opinion de soi-même. Chez les plus polis, on ne trouve guère que grimaces et ostentation.

(1) « L'Espagne est moins connue encore dans son
» organisation sociale que dans ses monumens, quoi,
» qu'elle ait eu plus d'historiens que de voyageurs ; et
» l'on est étonné de voir que la plupart des opinions
» accréditées sur son état actuel, et sa situation dans les
» différentes époques de l'histoire, sont contraires aux
» faits véritables et aux documens authentiques. »

*Itinéraire descriptif de l'Espagne, par M. Alexandre de Laborde. Introduction, page iv.*

séduits l'or ou la jactance de cette nation orgueilleuse, qui, depuis deux siècles, vit sur sa gloire passée. Il s'en faut bien qu'il en soit ainsi, car aucune autre contrée de l'Europe, peut-être, n'offre réunies autant de causes différentes de maladies, malgré le beau ciel dont celle-ci jouit presque constamment. Au dire même des médecins du pays, il est peu d'années où quelque province du royaume ne soit affligée de quelque épidémie; son hitoire est remplie de récits de campagnes malheureuses, d'armées ravagées, soit par cette cause, soit par des disettes.

Les variations atmosphériques ne sont nulle part aussi fréquentes et aussi considérables, et non-seulement cette variété se remarque dans la constitution diurne, mais encore les constitutions annuelles, quoique assez constantes, n'en sont point exemptes. Des étés brûlans, ou des hivers rigoureux, viennent de temps en temps surprendre et désoler les habitans, et l'on ne voit pas sans étonnement dans le tableau des épidémies qui ont affligé ce pays, assigner la durée et l'intensité du froid comme une de leurs causes les plus fréquentes (1). Les pluies y sont rares, mais abondantes; en général les

_______________

(1) *Voyez* Epidemiologia de España, por don Joachin de Villalba. Madrid, 1803, 2 vol. in-4°.

vicissitudes continuelles de la température y font prédominer la constitution automnale : « *In temporibus quum eadem die , modo calor, modo frigus fit, autumnales morbos expectare oportet.* » *Hipp. aph.* 4, *sect.* 3 ; remarque déjà faite par un médecin français, le docteur Thierry, qui a publié sur l'Espagne des observations de physique et de médecine. Enfin aucun pays de l'Europe, à mon avis, indépendamment de l'âpreté du territoire de celui-ci, ne porte en lui-même plus de causes d'insalubrité, et c'est avec raison qu'Horace a dit de lui : « *Durae tellus Iberiae* (1). » On voit dans Diodore de Sicile, Tite-Live, etc., que les armées carthaginoises et romaines, qui cependant étoient composées en partie des gens du pays, y ont souvent éprouvé des épidémies meurtrières. Trois cents ans d'une mauvaise administration et d'un défaut presque absolu de police ont encore augmenté l'activité de ces causes ; et sous ce rapport comme sous beaucoup d'autres, ce pays n'a fait que dégénérer depuis l'expulsion des Juifs et des Maures par Ferdinand dit le Catholique, et définitivement par Philippe III (2). Aussi le célèbre auteur

---

(1) Od. 12 , lib. IV.

(2) Un comte d'Aranda, ambassadeur d'Espagne à la cour de France peu de temps avant la révolution,

du livre *des Causes de la richesse des nations* appelle-t-il l'Espagne et le Portugal *de pauvres pays* (tom. 3, pag. 138).

Qu'on nous vante ses ruines superbes, ses monumens, restes de la grandeur des anciens habitans, et qui ne font que mieux ressortir la petitesse des habitans modernes; qu'on s'extasie à l'aspect de quelques sites pittoresques, terribles ou délicieux, contrastant avec la physionomie morne et l'aride uniformité du pays en général! Cela convient au voyageur, à l'artiste, au curieux qui visite en passant ces lieux remplis, il est vrai, de grands souvenirs, mais dont on peut dire, avec le chartreux solitaire, qu'ils *sont charmans pour celui qui passe.* Le médecin physicien, le philanthrope, que ces grands objets touchent moins que la santé et le bonheur des hommes, considéreront avec plus de plaisir, dans ce pays si intéressant sous d'autres rapports, l'influence de son climat et de son sol sur l'homme de guerre exposé à l'intempérie de l'un et à l'âpreté de l'autre.

Rien donc de moins uniforme que la consti-

---

disoit de ses compatriotes, que c'étoient *Moros con pelucos,* des Maures portant des cheveux. Je trouve qu'il ne leur disoit point d'injures.

tution atmosphérique de l'Espagne considérée généralement; elle est aussi diversifiée que son sol, et chacune de ses provinces a, pour ainsi dire, la sienne propre, fort différente de celle de la province voisine, et quelquefois tout opposée, ce qui s'explique par la direction de grandes chaînes de montagnes, l'exposition à tel ou tel vent, et la proximité des grandes masses d'eau (1). Ne pouvant considérer successivement sous ces différens rapports toutes les provinces de l'Espagne, et ne m'étant point proposé d'en faire une topographie détaillée, ce qui seroit un travail immense, pour la confection duquel on manque même encore de beaucoup de matériaux, et qui seroit d'ailleurs fort au-dessus de

---

(1) Une conjecture de M. le comte de Rumford, sur l'un des principaux usages des mers, ou sur la raison de l'excès considérable de l'eau sur la terre dans le globe terrestre, c'est que l'eau est destinée à maintenir une température plus égale dans les différens climats, en réchauffant ou en refroidissant les vents qui, à certaines époques, soufflent des grands continens. *Mém. sur la chaleur et la lumière. Bib. Brit. n° 1, XV^e année.*

« J'ai observé que, sur toutes les côtes, la tempéra-
» ture de la mer a une grande influence sur celle du
» continent voisin, dit M. de Humboldt. »
*Ess. polit. sur la nouv. Esp. liv. V, chap. XII.*

mes forces; je formerai de toute la péninsule trois grandes divisions conformes à celles qui y ont le plus souvent servi de base aux grandes opérations militaires. La ligne de l'Ebre à l'est, et du Minho à l'ouest, celle du Tage, me donneront ces trois divisions, dont la première comprendra la Catalogne, l'Aragon, la Navarre, le royaume de Léon, les Asturies et la Galice; la deuxième le royaume de Valence, les deux Castilles et l'Estremadure; la troisième les royaumes de Murcie, de Jaën, de Grenade, et l'Andalousie.

J'ai peu vu par moi-même; les circonstances ne sont point du tout favorables aux observateurs et aux curieux, l'amour de la science pourroit leur coûter fort cher: en général, il y a peu de lumières à recueillir des gens du pays (1). D'ailleurs l'Espagnol, même instruit, est méfiant, soupçonneux, peu communicatif; de tout temps les voyageurs se sont plaints des difficultés qu'opposoit à leurs recherches le carac-

_______________

(1) La classe des jurisconsultes, celle des médecins et des naturalistes, renferment en général les hommes les plus éclairés de la nation, et j'ai trouvé parmi quelques-uns d'eux des exceptions à ce que je dis ici du caractère national, que je ne considère qu'en masse, les gens éclairés et qui cultivent leur esprit étant à peu près les mêmes par-tout.

tère réservé et repoussant de cette nation (1).
La plus grande partie de ce que je rapporterai
est tirée des écrivains espagnols, historiens, naturalistes, physiciens, médecins, et des voyageurs et observateurs étrangers.

# PREMIÈRE PARTIE.

Avant d'entrer en Espagne, jetons un coup-
d'œil sur les Pyrénées. Le sombre et triste ri-
deau que présente cette chaîne de montagnes
lorsque, venant de France, on est sur le point
de s'engager dans quelqu'une de leurs gorges
ou portes, comme les appellent encore les Espagnols, *puertos*, feroit sans doute sur plus d'un
de nos guerriers, vieux comme jeunes, la même
impression que produisirent les Alpes sur les
soldats d'Annibal (2); impression qui, dès l'entrée dans le pays, deviendroit une cause pré-
disposante des maladies, si les uns accoutumés

(1) M. Alexandre de Laborde est peut-être le seul
qui y ait trouvé de l'obligeance ; il l'a due sans doute
à ses manières aimables, à son nom , à la connoissance
parfaite de la langue du pays , et à des circonstances
favorables. *Voy*. l'Introduction à l'Itin. descr. de l'Esp.
tom. I , pag. 107.

(2) *Voyez* Tite-Live, Liv. XXI, et Polybe.

à vaincre tous les obstacles, les autres, guidés par de grands exemples, n'étoient tous soutenus et animés par l'honneur national, et la noble ambition de faire triompher les aigles impériales.

La plus grande élévation des Pyrénées du côté de la France rend plus pénible aux armées qui viennent de ce côté le passage des défilés. C'est à l'entrée de l'un d'eux, du côté de l'Espagne, de celui de Ronceval dans la Navarre, qu'en 778, le fameux Roland, personnage moitié historique moitié fabuleux, et plusieurs autres braves de l'armée que, suivant des récits peut-être non moins fabuleux, Charlemagne avoit conduite contre les Sarrasins, tombèrent et périrent dans une embuscade que leur tendirent les Gascons.

La Catalogne, l'Aragon, et en général les contrées voisines de l'Èbre, sous le nom de *Celtibérie* d'abord, puis ensuite sous celui de *Tarragonaise*, ont été pendant plus de deux siècles le théâtre des luttes sanglantes des Carthaginois contre les Romains, puis de ces derniers contre les habitans du pays (1), que leur caractère bouillant, capricieux et sanguinaire a

---

(1) Florus appelle les Celtibériens *robur Hispaniæ*, *Liv.* 2, *A.* 17.

toujours porté à la révolte (1). Les Francs s'y signalèrent aussi plus d'une fois contre les Goths, sous les Carlovingiens ; enfin, elles ont été troublées plus long-temps que les autres, par les longs et opiniâtres débats des prétendans à la succession de Charles II.

Ces provinces sont couvertes de montagnes élevées, dont les unes font partie des Pyrénées, les autres en sont des ramifications : le mont Cayo est la plus célèbre. Arrosées par une quantité considérable de rivières sujettes à des débordemens subits et fréquens, et qui, dit-on, furent jadis navigables, leur territoire cependant manque d'eau, et donne à la fois des indices de sécheresse et de chaleur. Les armées ont quelquefois été obligées d'y creuser des puits pour se procurer de l'eau potable (2). Les

---

(1) On peut encore leur appliquer aujourd'hui ce que disoit d'eux le général romain Porcius Cato, parlant à ses soldats : « Hoc armis et virtute recuperetis oportet, et nationem, rebellantem magis temerè, quam constanter bellantem, jugum quo se exuit, accipere rursus cogatis. »

Tite-Live, *Liv. XXXIV.*

(2) V. les *Commentaires du marquis de Saint-Philippe, sur la guerre de la Succession,* année 1711, et *Mémoires politiques et militaires du duc de Noailles,* campagne de 1689, tome I, pages 118 et 142. Le duc de Noailles dont il s'agit est Anne-Jules, père de celui qui, célèbre

eaux y sont en général crues et froides ; celles du *Xalon* ou *Salon*, comme celles de beaucoup d'autres rivières du nord de l'Espagne, passoient déjà du temps de Martial pour donner au fer une trempe excellente (1). L'inté-

à tant d'autres titres, ne l'est pas moins dans les fastes de la médecine militaire, par la convention faite en Allemagne, dans la campagne de 1742, entre lui et le général anglais, lord Stair, de protéger mutuellement les ambulances respectives des deux armées ; bel et noble exemple qui n'a pas été suivi. Tel père, tel fils. Voici ce que dit du premier le rédacteur des Mémoires cités : « Mais les bruits du rassemblement des en-
» nemis inquiétoient moins le général que la crainte des
» maladies annoncées par les grandes chaleurs ( dans la
» Cerdagne et l'Ampourdan ) ; il mit tous ses soins à les
» prévenir, en veillant sur la nourriture des troupes. Il
» trouva les moyens de leur procurer de la *soupe avec*
» *de la viande*, ce qui ne leur coûtoit qu'un sou sur la
» paie, attentions d'autant plus louables, qu'elles sont
» plus rares et plus utiles. Combien de milliers d'hommes
» ont péri, non par le sort des armes, mais par la négli-
» gence des généraux ! » Tome I, page 117.

(1) « *Salone qui ferrum gelat* ». Martial, lib. I. ad Licinian. Un écrivain espagnol, peu versé dans cette matière, don Alvarez Colmenar, en parlant de la bonté des armes des Celtibériens, rapporte qu'ils se servoient pour la trempe d'une méthode particulière, qui consistoit à enfouir en terre des lames d'épées, et à les y laisser jusqu'à ce qu'elles fussent couvertes de rouille ;

rieur de ces provinces est froid, les hivers y sont quelquefois très-rigoureux. La quantité de neige qui y tombe a souvent été un obstacle aux opérations militaires, en rendant les communications et les transports de vivres impossibles. On en vit un exemple au siége que fit Scipion de la capitale des Aussetins : « *triginta dies* » *obsidio fuit per quos raro unquam nix* » *minus quatuor pedes alta fuit*; (1) » et ces exemples ne sont pas rares. Les hivers des années 1798, 1799 et 1800 furent remarquables par l'intensité du froid et la quantité de neige. Les pluies abondantes, les crues subites d'eau, occasionnent, avons-nous dit, des débordemens qui, plus d'une fois, ont mis en danger les troupes qui s'y trouvoient exposées. On peut lire dans les *Commentaires de César* le récit de celui qu'il courut entre la Sègre et la Ciuca (2), et l'adresse avec laquelle il sut s'en tirer.

---

ce qui en restoit, dit-il, étoit d'une dureté surprenante, coupoit le fer et l'acier, et perçoit les casques et les cuirasses. Il est bien plus vraisemblable que la dureté de leurs armes venoit de la bonne qualité du fer et des eaux. Les lames fabriquées en ce pays, et particulièrement à Tolède, ont encore aujourd'hui de la réputation.

(1) Tite-Live, *lib. XXI*.

(2) *De Bello Civili, capit. X et XI*. Voyez aussi les

Les vents du nord ne traversant point, comme cela a lieu plus à l'ouest, de grandes masses d'eau avant d'arriver à ces provinces, ils y sont vifs et piquans, mais peu violens, les mêmes montagnes sur lesquelles ils se refroidissent leur opposant aussi une barrière qui en brise en partie la violence. Sous de semblables influences les maladies inflammatoires et rhumatismales aiguës doivent être communes et intenses; c'est aussi ce qui a lieu, au rapport des médecins du pays (1). Quelques contrées, cependant, moins élevées, telles que l'Ampourdan et la Cerdagne, pays de plaines ou plutôt de vallées, sont excessivement chaudes et malsaines en été, et plusieurs fois les généraux se virent forcés, par les maladies qui désoloient leurs armées, de les faire entrer en quartier de rafraîchissement pendant la saison des chaleurs, c'est-à-dire dans les mois de juillet et d'août (2). Des bas-fonds inondés par les torrens dont nous avons parlé deviennent aussi, en certaines circonstances, des foyers de fièvres putrides exanthémateuses,

Campagnes du duc de Noailles, dans la Catalogne, en 1709 et 1711. Mémoires cités, tom. III, pag. 80 et 148.

(1) Entre autres don Nic. de Saint-Juan y Domingo, *de Morbis endemiis.* Cæsar-Augustæ, 1686.

(2) Mém. polit. et milit. du duc de Noailles, tom. I, pag. 192.

de maux de gorge gangreneux. Les troupes espagnoles et allemandes, campées en 1710 aux environs de Lérida et de Balaguer, eurent fort à souffrir de ce dernier genre de maladies (1); c'est le 15 août de la même année que ces troupes se livrèrent, dans la plaine de Penalva, une sanglante bataille : cette même contrée vit aussi la défaite des malheureux fils de Pompée. Plus de quatre siècles auparavant ( en 1285 ), Philippe III, roi de France, étant entré en Aragon avec une armée de deux cent mille fantassins et de dix-huit mille chevaux, après avoir pris Gironne, fut obligé d'interrompre ses succès à cause d'une épidémie de cette nature, qui enleva plus de quarante mille hommes; lui-même en fut atteint, et après avoir langui une année, il vint mourir à Perpignan. Les bons Espagnols du temps prétendirent que ce désastre des Français étoit un miracle de Saint Narcisse (2); ceux d'aujourd'hui attendent de même de Saint Isidore notre expulsion de leur pays. Saragosse est dans une vaste plaine découverte, riche et fertile; le ciel y est pur, et le climat tempéré quoiqu'un peu froid. Selon Ambroise Paré, « *les apos-*

_______________

(1) Comm. sur la guerre de la Succession en 1710.
(2) *Dormès Reyes de Aragon.*

*têmes durent un an en Saragosse d'Ara-
gon* ». Je ne sais sur quoi cet illustre chirurgien fondoit cette sentence (1).

En 1783 la Catalogne fut en proie à une
épidémie de fièvres intermittentes et rémittentes
adynamiques et ataxiques. Le docteur Masde-
wall, alors premier médecin du roi Charles IV,
publia une méthode empirique de traiter ces
maladies, à laquelle son emploi éminent et son
crédit donnèrent quelque vogue, mais qui ne
fut pas heureuse. Elle consistoit dans une mix-
ture antimoniale compliquée, et contraire à toutes
les règles de la chimie, en un mélange de tar-
trite de potasse antimonié avec le quinquina,
administré par la bouche ou en lavemens.

Les côtes de la Catalogne, plus exposées aux
vents d'est, éprouvent moins que l'intérieur
de la province l'influence des vents du nord ;
elles sont tempérées, et étoient autrefois des
plus saines de toute l'Espagne (2) ; mais il paroît
que la constitution atmosphérique a éprouvé

---

(1) Liv. des ulcères, p. 315, édit. de 1628.

(2) « At cum december canus et bruma impotens,
   » Aquilone rauco mugiet,
   » Aprica repetes Tarraconis littora. »
        MART. *lib. I. ad Licinian. de His. Locis.*

Ce que dit ce poète doit s'entendre de la plus grande
partie de la côte orientale de l'Espagne.

des changemens qui l'ont rendue inconstante, et plus humide qu'elle ne l'étoit. Barcelonne, la ville la plus considérable de la côte, quoique heureusement située, se ressent de cette influence; l'air y est généralement humide, et les affections catarrhales et scorbutiques y dominent. Elle a été long-temps la résidence des comtes de même nom, dont la cour brillante et polie figure souvent dans nos romans des quatorzième et quinzième siècles. La Catalogne a un grand nombre de sources d'eaux minérales, les unes thermales, les autres salines et gazeuses. A quelques lieues de Calatayud, en Aragon, est un misérable village où il y a des bains d'eaux thermales que l'on dit bonnes contre les rhumatismes et les douleurs invétérées, et qui furent très-fréquentées autrefois. Il falloit toutes les lumières, l'habileté et la constance du chef de la brave armée de Catalogne, pour surmonter les difficultés de tout genre que présente la conquête de cette province.

La Navarre et la Biscaye, habitées jadis par les anciens Cantabres, qui se défendirent long-temps contre les Romains (1), offrent à peu

---

(1) « Cantabrum indoctum juga ferre nostra. »
Hor. liv. II, od. IV, ad Septimium.
Les insurgés d'aujourd'hui, de fait ou d'opinion, se

près, à l'égard des vents, la même exposition que les provinces dont nous venons de parler. Les habitans, forts et agiles, sont très-sujets aux maladies inflammatoires. Sur les côtes de la seconde de ces provinces, cependant, on respire un air plus doux et plus tempéré, et nous y envoyons avec succès, de Madrid, ceux de nos jeunes chirurgiens dont la poitrine foible et le système artériel irritable s'accommodent mal de l'air vif et riche en oxygène de cette capitale (1).

Le terrain aussi fort montueux de ces provinces est arrosé d'eaux de même nature que celles de l'Aragon. Les anciens appeloient *Chalybs* la Nervio, la plus considérable des ri-

---

targuent de ce vers du poète de Vénuse, pour persévérer dans une résistance qui ne fait que prolonger les malheurs de leur pays.

(1) Ce n'est pas que les lieux les plus élevés soient toujours les plus riches en oxygène. M. de Humboldt a trouvé que l'air ne contenoit que quinze parties de ce principe sur le pic de Teyde, à l'île de Ténérif, tandis que, sur le rivage, il en contenoit vingt-sept ( *Anales de Historia natural de Madrid, an* 1799, *n°* 1 ); et l'on sait qu'en général il est plus abondant à la surface de la mer que sur les lieux élevés, et d'autant plus qu'on approche davantage de l'équateur, suivant l'observation du même M. de Humboldt et du docteur Mocino.

vières de la Biscaye ; son eau, comme celle du Xalon, est excellente pour la trempe du fer ; de-là le nom de *chalybs* donné au fer qui a subi cette préparation. Toutes ces eaux dures et froides prédisposent ou donnent lieu à diverses maladies, d'autant plus sûrement qu'on est moins accoutumé à leur usage : elles sourdent, d'ailleurs, d'un terrain très-abondant en substances métalliques et salines très-variées (1). Les habitans font un assez grand usage du cidre, et d'un vin pétillant comme le vin de Champagne, qu'ils tirent d'une espèce de raisin que produisent les terres fortes et ferrugineuses de la Biscaye ; on appelle ce vin *chacoli* dans le pays. Avant que l'empereur Probus permît aux Espagnols de planter des vignes, ils préparoient avec diverses sortes de grains une

---

(1) « Atque has quidem aquas ad omnem rem improbas esse conseo.

« Secundo verò loco eas quarum fontes e petris scatu-
» riunt ( duras enim esse necesse est ) : aut isthic ubi
» calidæ aquæ existunt, aut ferrum nascitur, aut æs,
» aut argentum, aut aurum, aut sulphur, aut alumen,
» aut bitumen, aut nitrum. Hæc enim omnia præ violentia
» caloris nascuntur. Non itaque ex hujusmodi terrâ aquæ
» bonæ prodeunt, sed duræ et æstuosæ, quæ et difficulter
» minguntur, et ad alvi egestionem contrariæ sunt. »

Hip. *de acr. aq. et loc.* §. 13.

boisson connue sous le nom de *celia* ou *cœ-lia* ; Pline en fait mention ( Hist. nat. liv. 22 ). D'après le peu qu'il en dit , on peut conjecturer que c'étoit une espèce de bière. Tafalla , petite ville de la Navarre , passe pour jouir d'une grande salubrité : on prétend qu'on n'y a jamais vu de maladie épidémique ; si cela est vrai , c'est peut-être la seule ville d'Espagne qui jouisse de cette prérogative. La Biscaye est , de toutes les provinces d'Espagne , celle qui a les plus belles routes.

Toute la côte septentrionale de l'Espagne est humide et froide, les Asturies le sont beaucoup plus que la Galice et la Biscaye. La première de ces provinces est, sans contredit, celle de toute l'Espagne qui renferme les causes les plus constantes d'insalubrité. Le terrain, hérissé de montagnes escarpées, en est généralement maigre, et le luxe trompeur de végétation qu'on y remarque est moins l'effet de la richesse du sol que de l'excessive humidité de l'atmosphère. Les vents de nord et d'ouest y arrivent chargés de nuages et de brouillards ; ceux-ci, arrêtés par la haute chaîne de montagnes qui séparent les Asturies du royaume de Léon, s'y résolvent en pluies continuelles, ou restent suspendus de manière à obscurcir en tout temps l'atmosphère, et à intercepter la bénigne influence du soleil ;

aussi les grains, les fruits, les végétaux en général, les arbres même, y contiennent une humidité surabondante qui nuit à leurs qualités : les grains ne s'y conservent pas; beaucoup de fruits ne peuvent parvenir à leur maturité et se pourrissent avant d'être mûrs; le bois, dans les foyers, s'évapore en fumée et ne laisse que peu de cendres; l'hiver y est très-pluvieux, le printemps l'est encore davantage; l'été se passe en brouillards qui ôtent à cette saison tous ses charmes; enfin, à sa qualité montueuse près, cette province et ses habitans offrent plusieurs traits de la description du Phase (1).

Les fièvres putrides et catarrhales, les hydropisies, le scorbut, les affections vermineuses, la gale et toutes les maladies cutanées, y sont endémiques; les plaies, sur-tout celles des extrémités inférieures, y dégénèrent en ulcères putrides et interminables.

Relativement à la gale, un médecin, qui a donné une assez bonne histoire naturelle et médicale de ce pays (2), affirme qu'aucun habitant, quelle que soit sa propreté, n'échappe à cette maladie, et que tous l'ont au moins une fois dans

_______________

(1) *Hip. de aer. aq. et loc.* §. 37.

(2) Don Gaspard Casal, *Historia natural y medica del principado de las Asturias*, in-4°.

leur vie ; mais que la plupart, après l'avoir eue, en sont exempts pour l'avenir : sur ce, il est bon de remarquer qu'en tout ce pays on n'a pas de la propreté une idée bien nette. Il paroîtroit aussi, au dire de ce médecin, que le *ciron* ou *acarus*, qu'il reconnoît pour cause de la gale, se comporte dans cette contrée d'une manière particulière. Voici ce qu'il en dit : « Sirones in
» scabiosorum corpore, in manibus præsertim
» et pedibus, sub epidermide generantur : vo-
» cantur in hac regione *aradores* (1), et me-
» ritò ; arant enim semper inter cuticulam et
» cutem, progrediunturque, quasi cuniculi,
» et canaliculum longum instar sulculi relin-
» quunt, qui, sub clara luce, satis manifestè,
» acuto visu præditis se ostendit (2). »

On retrouve encore aujourd'hui dans le nord de l'Espagne, et particulièrement dans les Asturies, la lèpre et l'éléphantiasis, fléaux que l'Espagne reçut de la première main, dont elle souffrit plus et plus long-temps que les autres contrées de l'Europe, et qui se sont perpétués dans la province dont nous parlons par l'effet de son climat humide et froid, et de l'excessive mal-

---

(1) Qui veut aussi dire *laboureurs* en espagnol.

( 2 ) Ouvrage cité. *Appendix. Historia affectionum epidem. p.* 314.

propreté de ses habitans. Les goîtres y sont aussi très-communs; le même médecin dit avoir vu deux personnes mourir suffoquées par le volume de leur goître.

Les armées cantonnées dans ce pays auront donc nécessairement beaucoup à souffrir, soit du froid et de l'humidité, soit de la mauvaise qualité des vivres. C'est à les garantir le plus qu'il sera possible de ces deux causes puissantes de maladies que devront sur-tout tendre les efforts des chefs; le scorbut y fera aussi des ravages, ainsi que toutes les maladies dépendantes du relâchement de la fibre : les frictions sur la peau, l'usage modéré du vin, de liqueurs spiritueuses, y seront très-utiles. Les côtes, il est vrai, plus particulièrement occupées aujourd'hui par nos troupes, sont moins malsaines que l'intérieur du pays; la mer y entretient une température plus douce, plus uniforme, et les brouillards s'y amoncèlent moins que dans le voisinage des montagnes qui séparent cette province de celle de Léon.

Celle-ci, quoique dans une exposition opposée par rapport aux vents, offre cependant, dans la partie septentrionale, les mêmes causes d'insalubrité que la précédente; toute cette partie n'est que hautes montagnes et vallées profondes, qui renferment un air humide, chaud, concentré, et dans le fond desquelles coulent des eaux de neige dont l'usage est pernicieux (1). *Corn. Scipion*, dans une excursion qu'il fit sur le territoire de *Palencia*, pendant le blocus de *Numance*, fit creuser des puits dont, au rapport d'Appien, l'eau se trouva souvent être amère.

L'an 151 avant J. C., une armée romaine, occupée dans cette partie de l'Espagne sous la conduite de *Lucius Licinius Lucullus*, souffrit beaucoup dans les environs d'*Intercatia*, ville existante autrefois près de *Benavente*, d'une dyssenterie produite par la mauvaise nourriture et les fatigues (2). Onze ans plus tard, en 140, les Romains éprouvèrent la même maladie, et à peu près par les mêmes causes, devant la fameuse *Numance*, sous le proconsul *Quintus Pompeius Aulus* (3).

---

(1) At verò, aquæ ex nive ac glacie productæ omnes malæ sunt, etc.

HIPP. de aer. aq. et loc. §. 20.

(2) « Debilitatis, tum assiduis vigiliis, tum insueto
» cibo militibus, etenim, vino, sale, aceto carentes,
» ac tritico, hordeo, cervorum leporumque carnibus
» sine sale coctis vescentes, alvis dissiliebant, atque hoc
» mortis genere multi sunt absumpti. »

*Appianus Iberica.*

---

(3) « Milites sub dio, sæviente frigore, stativa ha-

Les Asturies, quoique souverainement mal-saines, ont cependant été le rempart de la monarchie des Goths et la pépinière des premiers vainqueurs des Maures, problême politique et physiologique auquel s'est arrêté le médecin Thierry dont il a été question plus haut, et qui, en effet, mérite bien l'attention des observateurs.

La Galice ou Galicie, comme nous l'avons dit, partage à un moindre degré, et seulement dans sa partie septentrionale, les causes d'insalubrité que nous avons assignées aux Asturies. La plus grande partie de son littoral, situé à l'ouest, l'ouvre aux vents qui soufflent de ce rumb. Une des meilleures preuves de la salubrité de cette province, c'est qu'elle est la plus peuplée de l'Espagne (1), et que les Galiciens, forts et laborieux, vont chercher du travail dans les autres provinces, quand ils en manquent chez eux. Au-delà des frontières actuelles de la Galicie et du Portugal, est la rivière Lima, *flumen oblivionis*, ou *Limea* des anciens, célèbre

---

» bentes, et tùm primùm regionis aquas et cœlum experti,
» alvi doloribus efferebantur, usque adeò ut non multi
» expirarent. »

*Appian. Iberic.*

(1) Antillon. *Elem. de Geograp. de España.*

par la peur que la ressemblance de son nom avec celui du fleuve *Léthé* inspira aux soldats de *Decimus Brutus*, dans son expédition contre les Lusitaniens (1).

En général, le nord de l'Espagne renferme une assez grande quantité de sources d'eaux minérales très-variées ; il en a moins cependant que le midi de la France, vraisemblablement à cause de la plus grande élévation du sol. Mais la province dont nous venons de parler en contient à elle seule plus que tout le reste de l'Espagne (2) ; elle a sur-tout beaucoup d'eaux thermales, qui peuvent être d'une grande ressource pour les armées : les plus célèbres sont

-------

(1) « Formidatum militibus flumen oblivionis , » *dit Florus , liv. II , chap. XVII.... « et quum fluvium » oblivionis transire nollent milites , ereptum signifero » signum , ipse transtulit , et sic , ut transgrederentur » persuasit. »

*Tit.-Liv. Epitome , l.* 55.

Ce trait d'héroïsme en rappelle d'autres , analogues , mais bien plus héroïques encore , qui ont eu lieu dans les mémorables campagnes d'Italie.

(2) *Luc. Marineus , Hispania illustrata , tom. I.* V. sur les eaux minérales de l'Espagne en général, don Pedro Gomez de Bedoya : *Historia universal de las Fuentes minerales de España*, 4 vol *in-*4°. Santiago , 1765.

3.

celles d'*Orense* ( *aquae calidae* ) , où les Romains avoient un établissement. C'est particulièrement en Galice et dans le royaume de Léon qu'eurent à souffrir d'un climat si différent du leur, ces Anglais amenés en cette partie de l'Espague par *Thomas Morlaix*, en 1386, dont nous avons rapporté les plaintes d'après *Froissart*.

# DEUXIÈME PARTIE.

LA côte orientale de l'Espagne, depuis l'embouchure de *l'Ebre* jusques à *Carthagène*, est formée, en grande partie, par le littoral du royaume de *Valence*. C'est le pays des anciens *Contestains*, des *Lusons*, des *Celtibériens*. Son climat passe pour être le plus doux, le plus tempéré et le plus sain de toute l'Espagne. Des auteurs, tant nationaux qu'étrangers, ont fait, de cette partie de l'Espagne, des éloges pompeux, les uns en prose, d'autres en vers : parmi les premiers, l'un des plus ampoulés, l'abbé *Masden* (1) , a prétendu

______

(1) *Historia critica de España*. A entendre cet écrivain et ses semblables, les Espagnols ont tout inventé ou perfectionné ; la poudre, l'artillerie, la boussole,

qu'Homère avoit placé en Espagne son élysée.

tout est venu d'Espagne ; il n'y a pas jusqu'à la circulation du sang qui n'ait été découverte par une dame espagnole, dona Oliva Sanbuco, qui publia, dit-on, au XVI<sup>e</sup> siècle un système de physiologie et de médecine, et plaça, avant Descartes, le siége de l'âme dans la glande pinéale. D'autres, attribuent cette découverte à un certain *Francisco de la Reyna*, qui, dans un Traité de Maréchallerie, imprimé à Burgos, chez *Felipe de la Junta*, en 1563, a dit, en parlant du cours du sang : « *Por manera que la sangre, anda en torno y rueda* » *por totos los membros* ». Le pays et ses habitans ont toutes les qualités, sans aucun défaut. Il met, sans façon, les hauts faits des Espagnols au-dessus des exploits militaires des Romains, des Grecs, des Carthaginois et autres peuples conquérans : « *Han obscurecido la gloria* », dit-il (p. 115, t. I.) ; il vante leur propreté, en débutant, il est vrai, par dire qu'on ne voudra pas le croire ; enfin, il n'y a pas jusqu'au mot *España* auquel il n'aille chercher une origine fantastique et ampoulée, en le dérivant avec *Bernardo Aldrete* (del origen y principio de la lingua Castellana, Madrid, 1674) du mot grec *spanion*, usité par Pindare, Platon et Strabon, pour exprimer une chose rare et précieuse. Paroît-il sur la scène du monde un grand homme, un homme célèbre, il est nécessairement d'origine espagnole : quand Passwan-Oglou faisoit trembler les Turcs, on publioit en Espagne qu'il étoit né dans le royaume de Valence ; et, j'ose à peine répéter, quoique cela soit curieux, qu'en conséquence de la tradition qui assigne à l'île de Corse, pour premiers habitans, des Ibériens ou des Sicains

Un Anglais (1) de moins mauvaise humeur et moins dédaigneux que ses compatriotes a dit que Milton avoit été chercher dans le royaume de Valence l'original des sites délicieux qu'il a peints dans son *Paradis perdu* ; enfin Jean-Baptiste *Agnesio*, poète du seizième siècle, a fait, de la capitale de ce royaume, la peinture suivante (2) :

« Inclita floriferis redimita Valencia sertis
 Florida frugifero dives, amæna solo,
Campestri es formâ, situ pulchroque recessu,
 Montibus ambita est dextera, læva solo.
Fontes non desunt, latis nec flumina campis;
 Turia te nitidis irrigat amnis aquis.
Sylvis pomiferis, riguis nemorosa viretis
 Flores, fructificas, perpetuòque vires.
Ver tibi perpetuum est, cœli inclementia sævit
 Nulla tibi, aut æstas, durave sævit hyems.
Non Zephyri torrent, Boreas non horrifer urget,
 Non pluviis rapidis auster inundat aquis.
Apposita cois impune haud diceris hortis.
 Æther arridet ; sidera læta favent. »

---

( *Sicani*, ancien peuple de la Catalogne ), il n'est pas rare de trouver des Espagnols qui réclament, comme leur appartenant, l'homme de tous les siècles et de tous les pays. Le génie de don Quichotte plane encore sur l'Espagne.

(1) Jean Talbot Dillon, Voyage d'Espagne.

(2) *Elegia apologetica.*

Il s'en faut bien cependant que ces qualités si vantées soient celles de toute la province ; ses côtes sont tempérées, il est vrai, et seroient fort saines, si des terrains inondés, marécageux, et la culture du riz, n'en infectoient une grande partie.

Cette culture, bien plus étendue autrefois qu'elle ne l'est aujourd'hui, car l'ancien gouvernement l'a beaucoup restreinte, n'en est pas moins une cause permanente de fièvres pernicieuses, de maladies chroniques, et de dépopulation pour les contrées où elle a lieu (1). Ce sont particulièrement les environs de la baie de *Valence* et les rives du *Xucar* qui sont en proie à cette cause d'insalubrité. Le sol y est extrêmement humide, tant à cause de sa qualité sablonneuse, que par la multitude de canaux dont il est traversé en tout sens, et qui, étant creusés dans un terrain très - poreux, retiennent mal leurs eaux et les laissent filtrer. On prétend aussi qu'en certains endroits il existe des communications souterraines entre lui et les grands réservoirs d'eau que contiennent les montagnes. Il suffit de le creuser de

---

(1) *Cavanilles, observaciones sobre el cultivo del arroz en el reino de Valencia*, t. I. des Mémoires de l'académie royale de médecine de Madrid.

la profondeur d'un pied pour rencontrer l'eau.

Dans les gros temps, les eaux de la mer remplissent aussi des lagunes qui, venant à se dessécher par l'évaporation, contribuent à empester l'atmosphère de miasmes produits par la décomposition d'une grande quantité de poissons et de végétaux : c'est particulièrement aux environs d'*Oropesa* que cette infection se manifeste ; elle est si active, dit Cavanilles (1), de qui la plus grande partie de cet article est emprunté, que les habitans respirent la mort en même temps que l'air.

Quand les chaleurs commencent à se faire sentir, il s'élève de ces rizières et de ces terrains inondés des vapeurs, lesquelles, poussées vers les montagnes situées à l'ouest par le vent de mer qui, tous les jours, souffle depuis neuf ou dix heures du matin jusques à quatre heures du soir, s'y accumulent, restent suspendues, et deviennent la cause d'épidémies meurtrières, de fièvres intermittentes pernicieuses, de rémittentes bilieuses, etc. Elles se manifestent en juillet, et croissent en malignité jusqu'en no-

_______________

(1) *Cavanilles, description del reino de Valencia*, première partie, p. 48. Ce célèbre naturaliste valencien est bien connu et justement apprécié par tout le monde savant.

vembre, à moins que des vents du nord un peu violens, en déplaçant et répandant ces vapeurs empestées, ne viennent calmer et abréger ces épidémies. Tout étranger surpris par elles est à peu près sûr d'y succomber. Ceux des habitans qui y résistent en conservent des fièvres intermittentes automnales très-opiniâtres (1) ; enfin la ville d'*Oropesa* dont nous venons de parler, et ses environs, ont été en proie à des épidémies si meurtrières, qu'on les a prises pour la peste, et qu'un gouvernement ignorant ou mal informé a cru plus d'une fois, devoir déployer contre cette malheureuse contrée l'appareil effrayant des mesures de sûreté indiquées contre la propagation de ce fléau, tandis que c'est dans le pays même qu'en est la source. On a été, dit Cavanilles (2), jusqu'à proposer d'abandonner des lieux si malsains.

Les chefs d'une armée cantonnée sur ces côtes auront à prendre toutes les précautions que la prudence et l'art leur suggéreront pour

_______________

(1) Il est cependant des contrées naturellement humides de ce royaume que la culture du riz a rendues plus saines, en donnant du mouvement à des eaux qui, auparavant, étoient stagnantes.

(2) Ouvrage cité, page 49.

préserver leurs troupes de cette pernicieuse influence. Le plus sûr, en ce cas, seroit peut-être de défendre tout à fait, ou au moins de restreindre beaucoup la culture du riz, que la cupidité, bien plus que le besoin, fait cultiver en ce pays où croissent fort bien le blé et le maïs; de camper sur des lieux élevés, ou au pied des montagnes qui abritent du nord pendant l'hiver, du sud et de l'est pendant l'été; d'éviter les lieux bas, les vallées; de procurer à l'armée de bonne eau, chose assez rare en ce pays.

Cette douceur de climat, dont est doué le royaume de Valence, ne s'observe guère que sur les côtes, au midi, et tout au plus au centre; car ailleurs, très-montueux lui-même, il est environné de hautes montagnes qui le séparent des provinces voisines, et sur lesquelles il règne quelquefois un froid très-vif : il fut si violent dans l'hiver de 1789, au nord de cette province, qu'un grand nombre de figuiers et d'arbres fruitiers périt. Toute cette partie, ainsi que celle de l'Aragon qui lui est contiguë, n'offre que montagnes interrompues par des précipices, par des landes, sans eau, sans végétation, peu habitées, et sur lesquelles on ressent, pendant plusieurs mois de l'année, des froids insupportables; ni

la vigne ni les arbres à fruit n'y peuvent sub-
sister ; le printemps n'y commence qu'en juin,
et la récolte ne s'y peut faire qu'en septembre.
Cette contrée, où la nature se montre aussi
aride qu'elle est riante et féconde au midi, est
si montueuse, et les chemins y sont si rudes
et si difficiles, que les bêtes de somme du pays
même s'y usent en peu d'années, et que les
cultivateurs et autres gens de peine ont une
vieillesse prématurée. On voit par cette description, fournie par un écrivain du pays qui
l'a observé en détail, que tout n'est pas roses
dans ce paradis terrestre.

La partie de l'Espagne dont il est question
a été, pendant plusieurs siècles, le théâtre des
guerres des Carthaginois, des Romains, des
Maures; elle a beaucoup souffert de la guerre
de la succession. Indépendamment des malheurs
qu'entraîne une guerre longue et opiniâtre,
les vainqueurs, tant Espagnols que Français,
y commirent, au détriment du roi, toute sorte
d'extorsions. « *Mancharon sus manos los que*
» *las avian gloriosamente illustrado con la*
» *espada* », dit l'historien de cette guerre (1),
Cerbera ( qu'il ne faut pas confondre avec la
ville de même nom qui est en Catalogne ); et

______

(1) Comm. du marq. de Saint-Philippe, ann. 1706.

les montagnes escarpées qui l'environnent ont été long-temps un obstacle aux armées de Philippe V.

Une chose digne de remarque, c'est que, malgré la quantité de torrens qui, dans les temps de pluie, se précipitent de ces montagnes, et quelquefois inondent cette contrée, l'eau y manque en beaucoup d'endroits. Sa rareté qui, selon Cavanilles (1) , va toujours croissant, est telle que, par cette raison, plusieurs villages ont été abandonnés de leurs habitans. Elle vient soit de ce que les eaux se perdent dans les sables ou dans des crevasses du sol, soit de ce qu'elles couloient autrefois plus près de sa surface , soit des bouleversemens qu'il a pu éprouver; soit enfin, comme le prétend Benoît de Saussure (2) , de ce que la quantité des eaux diminue continuellement sur notre globe.

Le laborieux auteur de la description de ce royaume assure que , dans les montagnes dont nous parlons, et particulièrement dans celles d'Arès et de Villafranca , on rencontre des vipères , dont le venin est si actif , qu'il tue ceux qu'elles ont piqués, s'ils ne prennent d'une

---

(1) Ouvrage cité , page 72.
(2) Voyage dans les Alpes , page 161.

certaine poudre composée de végétaux, fort usitée dans le pays. Malgré les égards dus aux assertions de ce savant, il me semble que la nature du remède peut faire douter de la réalité du mal.

En quittant ces lieux âpres et sauvages, on entre tout à coup dans une contrée plus ouverte, quoique très-montueuse aussi, tempérée, bien arrosée, fertile; c'est un jardin continuel, un verger non interrompu d'orangers, de mûriers, d'oliviers, de caroubiers, et de toute sorte d'arbres à fruit, à l'extrémité duquel se trouve la capitale: mais on sait que cette richesse de végétation est loin d'être une preuve de salubrité. Valence, indépendamment de sa situation charmante, offre encore aujourd'hui aux militaires un intérêt particulier, en ce qu'elle fut donnée autrefois en récompense à de vieux soldats qui avoient servi sous Viriatus; de-là vient que ses anciens habitans prirent le nom de *Veteres* ou *Veterani*. Pompée la détruisit dans le cours de la guerre qu'il fit à Sertorius. Les environs de cette ville et de la baie qui porte son nom sont humides et malsains, pour les causes que nous avons énoncées plus haut en parlant de cette côte. Elles ont atteint, en ces derniers temps, au milieu de ses travaux, un de nos plus célèbres géomètres, M. Méchain. D'ailleurs, on y jouit, dit-on, d'un printemps perpétuel, et l'on y trouve abondamment tout ce qui contribue à l'agrément de la vie. Malgré ses richesses, cette province ne peut fournir à l'entretien d'une armée; elle n'a ni assez de bestiaux ni assez de blé pour sa consommation (1). Les grandes routes y sont belles et bien entretenues.

C'est à peu de distance, au nord de Valence, que se trouve *Murviedro*, bâtie sur les ruines de l'ancienne *Sagunte*, qui fut victime de son opiniâtre attachement à la cause des Romains. Un autre lieu que les Français ne peuvent voir sans un vif intérêt mêlé de douleur, est *Benissano*, petite ville également peu éloignée de Valence; c'est dans le château fort, qui n'existe plus, que fut enfermé François I<sup>er</sup>, fait prisonnier à Pavie, avant d'être transféré à Madrid.

Le midi de cette belle province n'est pas moins favorisé que le centre; cependant les environs d'Alicante, la ville la plus considérable de cette partie de la côte, sont souvent empestés, dans

_______

(1) Il résulte des derniers tableaux statistiques, présentés au gouvernement, que le royaume de Valence ne fournit pas assez de blé pour la consommation de ses habitans, et qu'on est obligé d'y importer tous les ans environ un million de *fanegas*.

la saison des chaleurs, par les émanations qui s'élèvent d'un lac bourbeux ou marais salant qui se trouve dans le voisinage de cette ville; elles donnent naissance à des fièvres de mauvais caractère.

Cette contrée renferme un assez grand nombre de sources d'eaux minérales, dont une armée pourroit profiter en y formant des établissemens; car il n'en existoit aucun du temps de *Cavanilles*, c'est-à-dire il y a une quinzaine d'années. Les plus remarquables sont celles d'*Aigues* ou *Aguas*, près de *Xixona*, et de *Vilavella*, non loin de *Segorbe*; l'une et l'autre sont sulfureuses. D'autres sources offrent, dit-on, des particularités curieuses, telles que celles de *Valada*, près de *Saint-Philippe*, où l'on voit deux fontaines voisines l'une de l'autre, dont une donne de l'eau salée, et l'autre de l'eau douce; et la source intermittente, dite *Barschal*, à *Alcoy*, qui donne de l'eau pendant treize ou quatorze ans, tarit pendant le même nombre d'années, pour recommencer de nouveau (1). Il y a en Espagne plusieurs sources qui présentent le même phénomène. Au printemps de 1748, cette contrée éprouva plu-

_______

(1) Annales d'Espagne et de Portugal, de don Juan Alvarez de Colmenar.

sieurs tremblemens de terre qui y firent de grands ravages.

La canne à sucre étoit autrefois cultivée avec profit dans cette partie de l'Espagne, ainsi que sur les côtes méridionales ; elle y croît encore, et y réussiroit vraisemblablement en grand par les soins d'une culture éclairée : aujourd'hui le produit du peu qu'on en cultive est consommé dans le pays sous forme de vezou. Eh ! comment les Espagnols en tireroient-ils parti, puisqu'ils négligent des productions plus abondantes, et plus faciles à manipuler ? Ils ont d'excellens raisins, dont ils ne tirent souvent que des vins médiocres, et toujours de mauvaise eau-de-vie, et de détestable vinaigre ; des olives en abondance, dont ils ne savent pas exprimer l'huile, etc. De temps immémorial on prépare en ce pays du sirop de raisin sous le nom d'*arrope*. On prend une quantité donnée de vin doux, qu'on met pendant une demi-heure sur un petit feu, en y mêlant un douzième de terre calcaire : on tire la liqueur au clair, et on la fait cuire jusqu'à la consistance de sirop, que l'on conserve dans des cruches.

Il résulte de ce que nous avons recueilli sur les causes d'insalubrité existantes dans le royaume de Valence, malgré la douceur de son climat, que la saison la plus convenable, sous le rapport de la santé des troupes, pour y entreprendre une expédition, est l'hiver, c'est-à-dire depuis le mois de novembre jusqu'à celui de mai; car l'activité des exhalaisons des marais et des rizières croît à mesure que la chaleur augmente : elles produisent d'abord des fièvres intermittentes, puis des continues ; les unes et les autres deviennent très-malignes en automne ; juillet, août et septembre sont les mois de l'année les plus dangereux. Les habitans de ces lieux malsains sont pâles, décharnés, minés par la fièvre ; peu d'entre eux dépassent l'âge de soixante ans.

Autant que possible, les camps devront être assis au pied, ou sur le penchant des montagnes qui mettent à l'abri des vents du nord pendant l'hiver, de ceux du sud pendant l'été, en évitant soigneusement les lieux bas, humides, les vallées, le voisinage des rizières, dont les habitans offrent toutes les apparences d'une mauvaise santé; car, comme le remarque *Xénophon*, la réputation de salubrité dont jouit un pays, le teint et la corpulence de ses habitans, la durée commune de leur vie, les maladies qui y règnent endémiquement ou épidémiquement, méritent toute l'attention des chefs militaires. Ne seroit - ce point dans les mêmes vues, plutôt que pour connoître la volonté des dieux, que les anciens, avant de fonder une ville, d'établir un camp, consultoient les entrailles des victimes? Une longue expérience avoit pu leur apprendre à y reconnoître les effets de la salubrité ou de l'insalubrité du sol et de ses productions : peut-être prenoient-ils autant de peine à cacher au vulgaire leurs connoissances en physique, que nous en prenons, nous, à montrer les nôtres.

La disposition du terrain, dont la superficie sablonneuse repose, presque par-tout, sur une couche d'argile, fait que les sources d'eau potable sont souvent troublées ou infectées par des eaux marécageuses qui filtrent à travers les terres. Valence elle-même a de mauvaise eau, et ne possède qu'une seule fontaine. C'est peut-être cet inconvénient, vraisemblablement fort ancien, et quelques autres encore que je ne connois point, qui avoient porté les Romains à construire dans cette partie de l'Espagne beaucoup d'aqueducs : on en rencontre fréquemment des ruines, et quelques-uns existent encore entiers, monumens du soin que prenoit ce grand peuple de fournir de bonne eau à ses cités et à ses camps.

C'est particulièrement dans cette province, et depuis *Murviedro* jusqu'à *Orihuela*, que croît le sparte, plante si utile à l'Espagne par toutes les formes qu'on lui donne, et dont une armée peut se servir en ce pays pour le campement, le couchage des troupes, etpour les hôpitaux (1).

La Vieille et la Nouvelle Castille, la province de la Manche qui fait partie de cette dernière, présentent, à peu près, toutes trois, la même constitution atmosphérique. Les différences peu sensibles qui s'y observent sont dues à l'élévation plus ou moins grande du sol, à ses diverses expositions, à la direction des montagnes ; en général, elle est soumise à des périodes assez constantes si l'on considère leur rapport avec les saisons ; mais il n'en est pas de même si l'on a égard aux circonstances diverses qui ont lieu à chaque instant de la journée. Cette régularité dans la constitution des saisons fait que les maladies y règnent aussi à des époques plus constantes de l'année. Quant aux variations dans la température, elles sont aussi fréquentes que

____

(1) Une moitié de l'Espagne est couverte de sparte, dit Bowles ; on compte quarante-cinq objets manufacturés avec ce jonc. Charles III encouragea beaucoup un certain particulier qui avoit trouvé le moyen de filer cette matière, et d'en faire des toiles fines et belles ; mais cette fabrique ne s'est pas soutenue. *Introduction à la Historia natural de España, por don Guillelmo Bowles.* Madrid, 1789.

brusques : de-là l'usage presque général des manteaux dont nous rions, nous autres Français légers et superficiels, mais dont les Espagnols, et particulièrement les Castillans, connoissent tous les avantages, et qu'ils ne quittent en aucune saison.

Ces trois provinces sont les plus élevées de l'Espagne; l'air y est assez froid pendant six mois de l'année, et l'on y a vu des hivers très-rigoureux. Au rapport d'*Appien*, une armée romaine, aux ordres du consul *Quint. Fulv. Nobilior*, éprouva dans ses cantonnemens, aux environs de *Numance* (près *Soria*), toutes les rigueurs d'un hiver du nord (1). Les vents presque continuels, et quelquefois assez violens, font paroître l'air encore plus froid. Ils s'élèvent souvent brusquement, soufflent fort bas, et font voler une poussière très-incommode, troublent à chaque instant la température, même au milieu de la belle saison : ils font qu'elle se passe à souffrir des excès de froid et de chaud qui exaltent d'abord, puis émoussent ensuite la sen-

---

« (1) Ad hæc crebræ grandines et frigoris vis non
» parum milites afflixit ; usque adeò ut multi inter
» lignandum, alii in hybernaculis ob angustias frigus-
» que morirentur. »

*App. Iberica.*

sibilité de la peau , et dont l'alternative est dangereuse pour les étrangers. Cette fréquence des vents , jointe à la raréfaction de l'air dans les lieux les plus élevés, comme dans la Nouvelle Castille , y rend les corps plus pesans , les mouvemens plus difficiles, et sont peut-être , dit le médecin Thierry , une des causes de la paresse des habitans de cette dernière province.

Les eaux y sont généralement vives , légères et bonnes. Des fontaines construites en ces derniers temps , sur des grandes routes , fort belles mais trop rares , offrent aux voyageurs un moyen commode , mais souvent dangereux , de se désaltérer , à raison de l'extrême fraîcheur de leurs eaux. Ce danger , commun à toute la péninsule comme à toutes les contrées chaudes, n'est point indigne de l'attention des chefs militaires ; et partout où il se présente , ils éviteront beaucoup de maladies à leurs soldats fatigués et altérés, en faisant tenir la main à ce qu'ils n'en usent qu'avec modération , et en les remettant en marche immédiatement après avoir bu.

Le territoire de ces provinces est en général montueux, ou au moins inégal, nu, sec, aride , léger , moins cependant dans la province de la Manche , qui est plus unie, plus fertile , et fournit en grande partie aux consommations de la Nouvelle Castille et de la capitale. Arrêtons-nous-y un moment. C'est de-là que, retenu trop souvent moi-même par des incommodités résultant de son climat inconstant et bizarre, j'ai rédigé ces notes, non sans en ressentir plus d'une fois les inconvéniens.

Madrid, et le plateau sur lequel il repose, est, comme chacun sait, très-élevé. Selon MM. Bourgoing et Delaborde, cette capitale se trouve à 3o9 toises 3/5, ou 6o3 mètres 3/5 au-dessus de l'océan, d'où il résulte que son sol est quinze fois plus élevé que celui de Paris (1). Cette grande élévation fait que l'air y est léger, vif et pénétrant. Lorsqu'on en fait la remarque aux habitans, la première chose qu'ils disent et qu'ils répètent jusqu'à la nausée, c'est que l'air de leur ville n'est pas assez fort pour éteindre une chandelle, mais qu'il l'est assez pour tuer

---

(1) Je trouve, dans une Table des hauteurs, prises depuis la mer de Valence jusqu'à Madrid, par M. de Humboldt, et depuis cette capitale jusqu'à Saint - Ildephonse, par don Juan Guillelmo Thalacker, physicien et minéralogiste distingué, employé autrefois au Cabinet d'Histoire naturelle de Madrid, 343 toises pour Madrid, et 56 pour Paris ; il résulteroit de-là que Madrid ne seroit que six fois et 1/43ᵉ plus élevé que Paris. Cette différence vient sans doute de celle des lieux où les mesures ont été prises, ou bien c'est une erreur typographique. (V. *Anales de Història natural*, n° 1. )

un homme (1). Je tombe d'accord avec eux sur le second membre de la proposition, mais point sur le premier ; car il y a constamment du vent dans cette capitale, et même d'assez violens et de fort'incommodes, par la poussière subtile et âcre qu'ils font voler ; ce qui, joint à la vivacité de la lumière, est peut-être une des causes de la fréquence des maux d'yeux qu'on y observe, et de la multitude d'aveugles qu'on voit errer dans les rues.

Le baromètre y varie peu et rarement ; le thermomètre y varie beaucoup et fréquemment. La hauteur moyenne du premier est de 30° 1/3 ; le plus haut degré de chaleur est de 40°, celui du plus grand froid de 8° 5', la chaleur moyenne de 14° 35' au-dessus de zéro, thermomètre centigrade (2). L'air y est très-sec, et absorbe avec promptitude toute espèce d'humidité ; son action sur les surfaces du corps dissipe rapidement les produits de la transpiration, tant cutanée que pulmonaire, ce qui explique la soif dont sont toujours dévorés les habitans (3) ; il affer-

(1) *El aire de Madrid, mata un hombre , y no apaga el candil.*

(2) Antillon. Élém. de Géogr. dé España.

(3) On voit dans Tite-Live des députés espagnols arrivant à la tente du préteur Sempronius Gracchus, dé-

mit et condense leur tissu cellulaire, et rend ainsi leurs membres déliés et leurs traits fins. Les habitans du nord, en arrivant ici, ont l'air bouffis. Cette grande sécheresse de l'air et du sol agit aussi sur les cadavres, qu'elle momifie : j'ai vu retirer des cimetières ou des caveaux des corps entièrement momifiés.

Ce luxe d'oxygène, cette trop grande pureté pourroit-on dire de l'air, expliquent peut-être comment s'est établie autrefois l'opinion appelée depuis *préjugé*, qui consistoit à croire que les immondices dont les rues de cette capitale étoient remplies, et qui les infectoient, contribuoient à sanifier l'air : c'est qu'il est effectivement possible qu'en diminuant son élasticité, sa sécheresse, sa pureté, elles le rendoient plus convenable à certains poumons qu'il allume et consume aujourd'hui, à quelques constitutions nerveuses qu'il irrite, dessèche et épuise. Les médecins travaillèrent à détruire ce préjugé ; et l'inclination naturelle de leurs concitoyens ne dut pas

---

buter par demander à boire, puis en redemander encore, au grand scandale des polis et dédaigneux Romains. « Meridianum tempus erat, nihil prius petierunt a præ- » tore quàm ut bibere sibi juberet dari. Epotis primis » poculis, iterùm poposcerunt, magno risu circumstan- » tium, in tam rudibus et moris omnis ignaris ingeniis. » L. 40.

leur donner peu de peine. Le premier qui écrivit sur ce sujet fut un Italien d'origine, établi à Madrid, en 1685; son livre a été traduit en français sous ce titre : *Discussion physique sur les matières nitreuses qui altèrent la pureté de l'air de Madrid* [ brochure *in-8°*] (1). Les arbres qui environnent cette capitale, le voisinage du froid *Guadarama*, l'élévation du terrain, celle des édifices, la bonté des eaux, le genre de vie et d'occupations des habitans, introduisent quelque différence dans leurs maladies et les constitutions médicales. Les plus notables de ces différences sont un froid plus vif et une température plus variable qu'en aucune autre partie du royaume. En général, les maladies y sont plus communes et plus graves en hiver qu'en été; tandis que, par exemple, c'est le contraire dans la province de la Manche.

______

(1) C'est à cette vivacité, à cette pureté de l'air qu'on y respiroit, que Madrid doit peut-être l'avantage d'être aujourd'hui la capitale des Espagnes; avant Charles V, elle n'étoit guère qu'un bourg, appartenant à l'évêché de Tolède, et où les rois avoient une maison de plaisance. Cet empereur étant malade d'une fièvre quarte, opiniâtre, se fit transporter à Madrid, et s'y rétablit bientôt. Depuis ce temps, les rois l'habitèrent constamment.

Ann. d'Espagne et de Portugal, de don Juan Alvarez Colmenar.

Les vicissitudes dans la température sont continuelles et subites à Madrid. Le voisinage des montagnes de *Guadarama*, dont la cime, élevée de 943 toises, est couverte de neige jusqu'au mois de juillet, rend les vents du nord extrêmement froids et piquans ; ils écorchent pour ainsi dire : je ne saurois au moins rendre mieux l'impression qu'ils font sur moi. Les habitans conviennent eux-mêmes que ces vents sont plus cuisans que ne semble le comporter le degré de froid coexistant indiqué par le thermomètre, ce qui confirme la remarque que fait le médecin anglais *Currie*, dans un mémoire sur les effets d'un naufrage (*Transactions philosophiques,* année 1792), que les effets du vent pour refroidir le corps sont étonnans, et que les suppositions ordinaires pour expliquer ce fait ne suffisent point. Ce même médecin reconnoît aussi que certaines conditions ou dispositions de l'atmosphère encore peu connues, semblent donner à l'air la faculté de dépouiller plus promptement les corps des animaux de leur chaleur dans quelques cas que dans d'autres, lors même que dans ceux-ci sa température est plus froide. Ces vents règnent le plus constamment au printemps, et sont une des causes qui rendent ici, comme dans la plupart des grandes villes, cette saison plus malsaine que toutes les autres, contre la sentence

du père de la médecine: « *Ver autem saluber-*
» *rimum* », qui se trouve parfaitement juste si
on l'applique aux lieux bien exposés, et qui
n'offrent pas de grands rassemblemens d'hommes, comme les campagnes. A proprement
parler, il n'y a pas de printemps à Madrid.
L'hiver commence tard, est interrompu par de
beaux jours en février et mars, pour achever
son cours en avril et mai. Ces deux derniers
mois sont ordinairement les plus mauvais de
l'année, et l'on passe assez brusquement d'un
temps pluvieux et froid à la saison des chaleurs.
Les mois de septembre et d'octobre sont les
mois les plus agréables comme les plus sains.

Le terrain des environs est léger et sablonneux ;
les sources qui en découlent sont amenées par des
canaux en terre cuite dans la capitale, qu'elles
fournissent abondamment d'eau vive, légère et
pure, que les habitans boivent avec avidité et à
grands verres, sortant des fontaines, ou ra-
fraîchie par son évaporation dans les *bucaros*
ou les *alcarazas*, sortes de vases poreux dont
les Espagnols se servent de temps immémorial,
à l'instar des anciens peuples de l'orient, de qui
ils le tiennent vraisemblablement (1).

---

(1) *V.* le Mémoire sur les *Tinajas*, les *Bucaros* et les
*Alcarazaz*, lu en 1809, à l'Institut, par M. le baron

C'est moins des maladies auxquelles sont sujets les Castillans, par la nature de leur climat, que je prétends parler, que de celles auxquelles se trouvent exposés les étrangers qui arrivent et séjournent dans la Castille, et qui souffrent d'autant plus de la versatilité de sa température qu'ils y sont moins habitués. « Mutationes tem- » porum maxime pariunt morbos et in tempo- » ribus magnæ mutationes frigoris aut caloris » et reliqua juxta rationem, hoc modo. » ( HIPP. *aphor. 1 , sect. III* ). Le génie catharrhal domine dans la plupart des maladies qui s'observent à Madrid et dans la Castille : les plus communes sont les fièvres rémittentes catarrhales, les fièvres inflammatoires , quelques bilieuses pendant l'été; les fièvres adynamiques s'y voient peu , les ataxiques encore moins; les rhumatismes, tant aigus que chroniques, s'y observent fréquemment; ils sont très-versatiles, et affectent particulièrement la partie inférieure du corps, y compris l'abdomen.

Les maladies aiguës ont, en Castille, une marche plus rapide qu'en France (1), et se com-

---

Percy, inspecteur général du service de santé des armées impériales.

(1) « In siccitatibus febres acutæ fiunt. »

HIPP. *aph. 7 , sect. III.*

pliquent généralement d'une excitabilité plus exaltée ; les inflammations y sont plus érysipélateuses que phlegmoneuses, et se terminent facilement par la gangrène, sur-tout si la forme obscure qu'elles affectent souvent est méconnue, ou si on les exaspère par l'emploi des toniques. J'ai vu un exemple frappant de cette fatale terminaison dans la personne d'un écuyer du roi, qu'une cystite enleva brusquement au moment où les personnes qui l'entouraient ne le croyaient point en danger ; un médecin de ses amis et des miens le trouva mort à sa première visite, ses gens croyaient qu'il dormait. Des médecins qui ont été à même de faire des observations comparatives, ont remarqué que les saignées y conviennent moins qu'en France et en Allemagne ; les exanthèmes fébriles n'y sont point rares ; les fièvres intermittentes y sont devenues assez communes depuis l'ouverture, maintenant abandonnée, du canal de Manzanarez ; elles ont souvent une tendance à devenir pernicieuses ; les maladies non fébriles prennent facilement un caractère périodique.

Les maladies nerveuses, hypocondriaques, flatulentes, sont, pour ainsi dire, endémiques dans le pays ; elles proviennent de l'action particulière et incontestable du climat sur les viscères abdominaux, influence qui contribue pour beaucoup à donner aux Castillans le caractère sombre et mélancolique qui les distingue. L'accumulation de l'air dans le tube intestinal et l'estomac est sans doute la cause qui porte le Castillan à se soulager en éructant gravement, sans égard pour les lieux ni pour les personnes ; j'en entendois un naguère qui, non content de cette licence, faisait des vœux pour qu'on renouvelât le fameux et sale édit de l'empereur Claude.

Cette influence du climat de la Castille sur les étrangers est très remarquable, et chaque jour nous avons l'occasion de répéter les observations déjà faites à ce sujet par le docteur Thierry : elle se manifeste particulièrement par des phlegmasies lentes et occultes de quelques-uns des viscères abdominaux, par les obstructions qui en sont la suite, par l'hypocondrie et diverses affections des nerfs, par des attaques de rhumatisme, de goutte. « Plusieurs Français de trente » à quarante ans, qui n'avoient jamais eu la » goutte, dit ce médecin, la contractèrent après » un an ou deux de séjour (1). »

La phthisie pulmonaire, qui fait tant de ravages dans les armées, a ici une marche rapide

----

(1) Observations de physique et de médecine faites en Espagne, t. I, p. 214.

qui ne laisse guère de temps à l'emploi des moyens qui pourraient prévenir son développement et sa terminaison fatale : d'ailleurs, quelque bien appliqués que soient ces moyens, le climat en empêcheroit constamment les bons effets ; le plus sûr est de fuir sa dévorante activité. Ce que je dis ici doit s'entendre particulièrement de la phthisie suite de quelque phlegmasie des poumons, ou qui est due à une disposition héréditaire, consistant en une sensibilité exaltée ou en une faiblesse originelle de ces organes ; car il seroit possible que les phthisiques pituiteux se trouvassent moins mal de l'influence de ce climat sec et chaud, sur-tout s'ils pouvoient se garantir de la versatilité de sa température. Quoi qu'il en soit, la fréquence de cette cruelle maladie et sa marche accélérée par cette influence, entretiennent ici l'idée de la contagion, non seulement chez le peuple, mais encore parmi quelques médecins.

Malgré la rareté de l'eau, dit le médecin Thierry (1), la rage se voit rarement dans les Castilles ; je n'ai pas eu l'occasion de l'observer, mais je tiens des médecins de Madrid qu'il ne se passe pas une année que les hôpitaux de cette capitale ne renferment quelques personnes atta-

______

(1) Ouvrage cité, t. I.

quées de cette affreuse maladie. Il seroit surprenant que cela ne fût pas ; et les chiens abandonnés, rogneux et dégoûtans qu'on rencontre, à chaque pas, dans les rues, ne sont vraisemblablement pas privilégiés à cet égard, non plus que leurs maîtres, dont la toilette n'est guère plus soignée. *Cavanilles* a publié, contre cette maladie, un remède qui a fait quelque bruit, et donné même à croire qu'on avoit ici une méthode particulière et efficace de la traiter ; c'est un composé de plusieurs végétaux (1) qui fait plus d'honneur à la philanthropie de ce savant abbé qu'à ses connoissances en médecine et en matière médicale. Ce n'est pas le premier antidote de cette nature qui nous est venu d'Espagne pour la même maladie ; car, sans parler du fameux *catholicon d'Espagne*, vrai remède contre la rage des factions (2), Pline raconte

---

(1) La rac. de l'*eryngium campestre*, l'*echium vulgare*, l'*alyssum spinosum*, Linn., et la *nepeta marifolia*, qui est la *melissa cretica* de Lamarck, le tout desséché et réduit en poudre, mêlé et administré à la dose d'une ou deux drachmes, deux fois le jour ; c'est la même poudre végétale dont il est fait mention plus haut, contre la morsure des vipères.

(2) Satire Ménippée, ou de la vertu du Catholicon d'Espagne, qu'on attribue communément à un chanoine de Rouen, nommé Leroy. *V.* De Thou, Hist. l. 105.

que c'est dans cette partie du monde, ou au moins en *Lusitanie*, que le *cynorrhodon* fut, pour la première et vraisemblablement la dernière fois, employé avec succès par un jeune soldat romain devenu hydrophobe à la suite de la morsure d'un chien. Il eut recours à ce remède, dit le naturaliste romain, par le conseil que lui en donna sa mère, qui, étant à Rome, avoit rêvé qu'elle envoyoit à son fils une branche d'églantier chargée de ce fruit (1) : on sait que les songes alors étoient des avis envoyés par les dieux. Je remarquerai encore que les auteurs espagnols d'un mémoire sur la rage, inséré dans les *Anales de las scientias naturales*, pour l'année 1801, n° 9, revendiquent en faveur d'un de leurs compatriotes, *Andres Laguna*, médecin qui exerçoit, il y a trois siècles, à *Ségovie*, l'invention du traitement local de la rage par les caustiques, quoique le topique auquel il donne la préférence ne soit que de l'oxyde de mercure rouge. Mais que ne revendiquent pas les écrivains espagnols en tout genre !

Dans aucune capitale de l'Europe, on ne rencontre autant d'aveugles qu'à Madrid ; hommes, femmes, jeunes, vieux, et de toutes professions. Les maladies des yeux y sont très-communes,

---

(1) Pline , Hist. nat. l. XXV , ch. II.

ainsi que dans toute la Castille. Est-ce l'éclat du jour, la blancheur du sol, la poussière fine et nitreuse (1) que le vent en élève continuellement qui en est la cause? ou bien, faut-il la chercher dans les inégalités de la température ou dans la sécheresse ordinaire des mois d'hiver, et les pluies fréquentes, et quelquefois de longue durée, des mois de mars, avril et mai, conformément à cette sentence du père de la médecine : « Si verò hyems, quidem sicca sit et borealis, ver » autem pluviosum et australe, necesse est æsta- » tem febriculosam fieri et lippitudines indu- » cere »? (*De aer. aq. et loc.* §. 25.) Sans doute toutes ces causes réunies agissent à leur manière.

---

(1) On sait que le terrain des environs de Madrid a fourni autrefois et fourniroit vraisemblablement encore aujourd'hui une prodigieuse quantité de nitrate de potasse ; il y a peu d'années que l'exploitation en étoit encore très-active. C'est peut-être pour se préserver de ces trois premières et très-puissantes causes des maladies des yeux, qu'il étoit d'usage autrefois en Espagne de porter des besicles ; hommes, femmes, jeunes, vieilles, jolies, laides, tout le monde en portoit, et d'énormes. Les gens de condition se distinguoient par l'ampleur des leurs. Le plaisir de faire voir et parler de beaux yeux a sans doute fait abandonner aux dames cet usage, et prévalu sur le stérile avantage de les conserver long-temps.

La fin de l'été de 1804 ayant été très-pluvieuse à Madrid, la funeste épidémie qui, à la même époque, ravageoit l'Andalousie, s'y est montrée; plus de trois mille personnes en ont été atteintes plus ou moins gravement, et elle a, comme toutes les maladies de cette famille, marqué de son empreinte les autres maladies sporadiques auxquelles elle a permis de se montrer. Sa présence et ses ravages, moins grands que dans l'Andalousie, ont été, autant que possible, tenus secrets afin de ne point alarmer les habitans et la cour.

Je ne puis quitter Madrid sans dire un mot de la colique qui porte son nom, et que beaucoup de personnes croient être particulière à cette capitale. Le fait est que les médecins du pays conviennent qu'elle s'étend peu au-delà de cette ville. Les étrangers y sont très-exposés, mais les nationaux n'en sont point exempts. Le savant et estimable docteur Luzuriaga, qui en a donné un traité *ex professo* (1), l'attribue à l'introduction dans les voies alimentaires de divers oxides métalliques, au moyen de la multitude de vases de cuivre mal ou non étamés, de pots de terre mal vernissés, dont ses indolens concitoyens se servent pour la préparation de leurs

_______________

(1) *Dissertacion medica sobre el colico de Madrid.*

5.

alimens et boissons ; d'autres lui assignent pour
cause la nature des vins que produisent la
Manche et les environs de la capitale, et dont
Hoffmann (Frédéric) a dit : « Vina quæ circa
» Madrid proveniunt austeriuscula minus dul-
» cia, et citius etiam acescunt in calidis lo-
» cis (1) ». Mais cette cause me paroît encore
moins réelle que l'autre : c'est dans la nature de
l'air et du lieu qu'il faut la chercher, c'est dans
la sensibilité de la peau augmentée et qui se ré-
pète sur les intestins, c'est dans l'exaltation de
la mobilité nerveuse et l'impression subite du
froid sur l'abdomen, que par cette raison il est
très-important de bien couvrir : les Castillans
n'y manquent point, et portent, à peu près en
tout temps, une ceinture de soie ou de laine.
Le froid aux pieds, suivant le docteur espagnol-mexicain, don Joseph Mocino (2), en est
aussi une cause très-active : c'est enfin une colique vraiment nerveuse et rhumatismale.

______

(1) *Opuscula diætetica, art. XIV.*

(2) Ce savant modeste vit à Madrid dans une obscu-
rité pour laquelle il n'est point fait, cultivant avec un
égal succès les sciences naturelles et médicales ; il est
vice-président de l'Académie royale de médecine, et a
été directeur de la dernière expédition botanique à la
Nouvelle-Espagne. Je ne puis mieux faire son éloge qu'en
disant qu'il entretient avec M. de Humboldt des relations
scientifiques et amicales.

Toutes les causes débilitantes, telles que les excès en tout genre, les passions tristes, tendent à la produire. Le docteur Thierry, médecin d'ambassade, avoit déjà remarqué que le chagrin et la tristesse influoient beaucoup sur les étrangers, et particulièrement sur les Français de la suite de l'ambassadeur : « Ils se consumoient, » dit-il, en regrets sur leur patrie; on les voyoit » sombres, pâles, jaunes; et pour se tirer de » cet état de langueur, ils se livroient à différentes fautes de régime qui les y plongeoient » encore plus »; alors ils étoient atteints de cette colique. Elle est extrêmement douloureuse, mais fort rarement mortelle; quelquefois elle laisse après elle une paralysie plus ou moins complète des membres supérieurs, plus rarement des inférieurs, des contractions plus ou moins lentes à se dissiper. Après la guérison, les rechutes sont très-faciles et très-communes; elles se répètent plusieurs fois, en diminuant chaque fois d'intensité. Lorsqu'on l'a eue, on n'en devient que plus susceptible de l'avoir encore; la tempérance, la modération en toutes choses, l'attention de se garantir le ventre du froid, de le conserver libre, sont les moyens les plus sûrs de s'en préserver.

Son traitement a été fort bien indiqué par un médecin du pays, *Ribera*, qui en a donné un

traité en 1723 ; il roule principalement sur le
vomitif antimonié, les émolliens, les calmans ;
les boissons, fomentations et lavemens froids,
les bains, les ventouses, les sinapismes, les vési-
catoires sur l'abdomen. Je me suis bien trouvé
de ces derniers, ainsi que de la poudre de
*Dower* convenablement administrée. Cette maladie, comme la plupart des autres, prend une
teinte de la constitution de la saison dans laquelle elle paroît ; légèrement bilieuse en automne, catarrhale en hiver, tendante à la phlo-
gose au printemps ; c'est dans ces deux der-
nières saisons qu'elle est le plus commune. Ces
nuances, quoique légères, peuvent cependant
exiger quelques modifications dans le traitement ; c'est ainsi qu'au printemps j'ai vu les
sangsues à l'anus être utiles ; au reste, la maladie semble, le plus souvent, éluder l'action des
remèdes les mieux indiqués. J'ai remarqué qu'un
léger mouvement fébrile qui survient au bout
de quelques jours est favorable, et annonce la
solution du spasme. Cela est conforme à l'apho-
risme d'Hippocrate : « A convulsione aut disten-
» tione nervorum vexato, febris accedens mor-
» bum solvit ». (*Sect. IV, aph. 57.*)

Cette espèce de colique a exercé en ces derniers temps la sagacité de plusieurs officiers de
santé de l'armée française, qui en ont écrit di-

versement. Un médecin français, de la maison du roi, vient d'en donner, sous le titre de *Recherches*, un petit traité qui n'est qu'un extrait tronqué du chapitre consacré à cette douloureuse affection dans le livre du médecin Thierry, que nous avons souvent cité, parce qu'il nous a paru mériter de l'être, quoique la plupart des observations, excepté celles qu'il a faites lui-même à Madrid et aux environs, ne soient que le résultat de la correspondance qu'il avoit eu le bon esprit d'établir avec quelques-uns des médecins les plus en réputation dans les provinces. La Nouvelle Castille a aussi ses sources d'eaux minérales; celle de Trillo, dans le canton d'Alcarria, a quelque vogue à Madrid : don Casimir Gomez Ortega, savant chimiste et pharmacien de cette capitale, a donné sur cette eau une dissertation estimée. Un chirurgien, don Juan Gayan y Santoyo, a publié, en 1760, un ouvrage sur plusieurs autres sources de cette province.

La Manche, célèbre par son gentilhomme, est une des provinces les moins montueuses de l'Espagne; le sol est plat, nu, maigre et desséché ; néanmoins ses plaines poudreuses et monotones sont assez fertiles, et produisent beaucoup de grains et de vins; cette province nourrit en partie la capitale : celles de nos troupes qui aujourd'hui y sont cantonnées, ou la parcourent en tout sens en colonnes mobiles, s'en trouvent fort bien. Il y a beaucoup d'analogie entre ses maladies constitutionnelles et celles de la Castille ; le génie catarrhal domine dans les unes et dans les autres, comme nous l'avons déjà fait remarquer ; mais, dans cette première, elles sont plus communes et plus graves en été qu'en hiver ; le froid y est moins vif, la température moins variable que dans la Castille.

Au rapport des médecins du pays, la province de la Manche a éprouvé, au commencement de ce siècle, une révolution considérable dans sa constitution physique et atmosphérique. Suivant l'un d'eux, *don Ramon Lopez Mateos*, qui, dans un ouvrage philosophique qui décèle un penseur (1), a consacré un article aux fièvres qui ont régné épidémiquement en 1804 dans cette province, des lieux réputés auparavant pour leur salubrité sont devenus malsains, tandis que d'autres, qui antérieurement avoient été dépeuplés par des épidémies meurtrières, sont devenus plus salubres. Ce changement singulier doit s'attribuer, dit ce médecin, à une surabondance de fluide électrique dans l'atmosphère, et aux tremblemens de terre qui, vers

---

(1) *Pensamientos sobre la razon de las leyes derivadas de las sciencias fisicas*, 1 vol. *in-8°.*

cette époque, se sont fait sentir depuis le royaume de Grenade jusqu'à Madrid, en traversant la province en question.

Les fièvres que décrit l'auteur portoient l'empreinte du mode catarrhal, et s'accompagnoient d'une grande excitabilité des solides ; elles étoient, selon lui, une modification de la cruelle épidémie d'Andalousie, qui, s'adoucissant et se dénaturant à mesure qu'elle avançoit dans l'intérieur du pays, se fit sentir, comme je l'ai dit plus haut, jusque dans la capitale, progrès qu'il exprime par une de ces figures pompeuses si familières aux écrivains de sa nation : « C'est aux » colonnes d'Hercule, dit-il, que se leva la toile » pour cette représentation tragique ; les côtes » de l'Andalousie furent le théâtre des premières » scènes, et l'action se continua dans le reste de » la péninsule (1). »

Les furoncles, et le charbon ou pustule maligne, sont très-communs et presque endémiques dans la Manche. Un médecin du pays (2), qui a parlé de ces tumeurs, vante l'application

---

(1) « Las columnas de Hercules alzaron et telon para » esta representacion funesta : sus fronteras sirvieron de » teatro à las primeras escenas, y va continuando se la » accion en el resto de la peninsula. »

(2) *Don Francisco de Silva y Olivera.*

d'un emplâtre irritant, composé de lessive des savonniers, réduite, par la coction, à la consistance de miel, d'huile de genièvre, de savon blanc, de miel commun, et de chaux vive réduite en poudre.

Sur les confins de la Manche et de l'Estremadure, sont les fameuses mines de mercure d'*Almaden*, la *Sisapona* des anciens ; ce sont, dit Bowles, les plus anciennement connues. Si j'en fais mention ici, c'est pour faire la remarque que les affections vermineuses sont endémiques parmi les habitans de cette ville et les ouvriers des mines, raison des plus fortes qu'on puisse apporter contre la qualité anthelmentique, attribuée encore aujourd'hui, par quelques médecins, au mercure ; Moralès (3) rapporte qu'en ouvrant des sépultures dans le cimetière d'*Almaden*, on a vu sortir des globules de mercure des cavités des os humains brisés. Si le fait est vrai, il est très-propre à confirmer l'opinion de la revivification du mercure dans l'intérieur du corps humain ; mais ceux qui l'ont rapporté peuvent avoir cru que quelques globules épars dans le sol étoient sortis des os qu'ils avoient sous les yeux. Cavanilles dit avoir trouvé de semblables globules dans le terrain sablonneux des environs

---

(1) *Antiquidades de las ciudades de España*, fol. 48.

de Valence ; pareille chose peut, à plus forte raison, avoir lieu dans le sol mercuriel d'Almaden.

Entre la haute et la basse Manche est *Montiel*, théâtre des exploits du héros de *Cervantès* ; c'est un bourg peu considérable qui avoit autrefois un château-fort, sous les murs duquel se décida, en 1369, la sanglante querelle entre *Pierre* dit *le Cruel*, roi de Castille et d'Aragon, et son frère et compétiteur, *Henri de Transtamare*. C'est à un officier français, de la troupe venue au secours de ce dernier, le vicomte de *Rocabertin*, qu'il dut la vie et le trône, car ces deux frères rivaux s'étant querellés, pris au collet et terrassés dans une entrevue, Henri eût succombé sous son adversaire, si le vicomte, en le tournant par le pied, ne l'eût aidé à reprendre le dessus et l'avantage, dont il profita, en tuant Pierre d'un coup de poignard.

L'Estremadure qu'ont parcourue autrefois en tout sens les armées romaines et carthaginoises, qui ensuite a été le théâtre ordinaire des guerres des Espagnols contre leurs voisins les Portugais, est une des provinces de l'Espagne où le sol et la température causent le plus de peines et de fatigues aux armées. Le premier est excessivement aride, et pendant les longues sécheresses, fréquentes en ce pays, il se crevasse et s'entr'ouvre, dit-on, de manière à rendre quelquefois certains passages dangereux. L'eau est rare dans les lieux éloignés des rivières, et ce n'est pas une des moindres privations qu'aient à y supporter les troupes. La température y est généralement chaude, cependant des froids très-vifs s'y font sentir aussi. Ses excessives inégalités sont telles, disait un médecin du pays, *don Joseph Alsinet*, qu'on peut mettre en question, si le nom d'Estremadure ne viendroit pas plutôt des duretés extrêmes du climat de cette province, que du fleuve *Duero* qui l'arrose. Nos soldats, que leur caractère gai et plaisant n'abandonne pas, même au milieu des privations les plus pénibles et des travaux les plus durs, les dépeignent assez bien aujourd'hui à leur manière, en parodiant le nom de cette province qu'ils appellent *extrêmement dure*.

Elle est particulièrement sujette à un fléau peu commun; ce sont les sauterelles qui y arrivent souvent par nuées telles qu'elles obscurcissent le soleil, et qu'en s'abattant sur les campagnes elles dévorent en un instant les moissons. Celles des environs de *Badajoz* sont sur-tout exposées aux ravages de ces insectes; ils ont quelquefois causé des disettes partielles, et mis les gouverneurs dans le cas d'envoyer contre eux du monde pour les cerner et les brûler, car, une fois posés, ils travaillent à la reproduction de leur espèce, et restent sur le terrain qu'ils ont envahi jusqu'à ce qu'ils y meurent ou qu'on les détruise.

En 1764, durant la guerre qui eut lieu entre l'Espagne et le Portugal, une fièvre exanthématique et contagieuse, qui vraisemblement n'étoit autre chose que le typhus des camps et des hôpitaux, ravagea l'Estremadure. L'armée espagnole en souffrit beaucoup, au rapport de Bruno Fernandez, prêtre et médecin espagnol, qui, en 1776, a fait imprimer une espèce de *Médecine militaire* ou de *Traité des épidémies et autres maladies particulières aux armées.*

*Mérida,* l'une des villes les plus considérables de cette province, est célèbre par son ancienneté et son antique splendeur, dont elle conserve de nombreux vestiges; on n'y peut faire un pas sans en fouler aux pieds quelqu'un; elle est de plus intéressante pour les militaires en ce qu'elle fut donnée en récompense, par Auguste, l'an de Rome 726, aux soldats qui l'avoient aidé à soumettre les *Cantabres,* les *Astures* et les *Lusitaniens,* si long-temps rebelles. On recueilloit autrefois dans ses environs une espèce de *coccus* (*kermès* ou *galle-insecte*), dont on se servoit pour teindre en écarlate ; les Romains en faisoient grand cas, et le préféroient a celui qu'on recueille dans les autres provinces : ils l'appeloient *coccum emeritense. Badajoz*, ville fortifiée, au siége, à la défense, et dans les champs de laquelle s'est p us d'une fois signalée l'armée du midi, est environnée de terrains humides et marécageux qui y font régner des fièvres intermittentes, comme dans toute la vallée de *la Guadiana.*

Je noterai en passant que ce même médecin *Alsinet*, dont il est question au commencement de cet article, vantoit beaucoup, et employoit avec succès, contre certaines fièvres intermittentes, l'union de la magnésie au quinquina dès l'année 1750, par conséquent long-temps avant le docteur *Lorentz*, qui, comme on sait, recommanda ce mélange dans l'histoire qu'il donna en 1765, des maladies qui affligèrent l'armée française sur le Rhin, de 1757 à 1762. Cet homme respectable, dont tous les médecins militaires doivent honorer la mémoire, avoit tant d'autres et de si solides titres à l'estime générale, que j'ai cru pouvoir me permettre cette remarque.

Le royaume de *Murcie*, habité jadis par les *Batistains*, les *Balitains* et les *Déitains*, est resté pendant plus de cinq siècles sous la domination des Maures. Son territoire, aussi fort montueux, sec et brûlé par le soleil, est moins fertile que celui du royaume de Valence. La température y est très-chaude et assez uniforme, sur-tout aux environs de la capitale. Il n'y pleut que fort rarement, mais le voisinage de la *Segura* y donne beaucoup d'humidi é pendant l'hiver. Ses environs sont d'une fe ilité peu commune. La pureté du ciel de cette provir ce lui a fait donner le nom de *Serenissimo Reyno*. En général, le climat en est sain. C'est à quelques lieues au nord de Murcie, près de *Lorqui*, que, l'an de Rome 542, *Cn.* et *Pub. Scipion* furent défaits et tués par *Massinissa*.

Au midi, et sur la côte, est *Carthagène*, célèbre par son fondateur *Asdrubal*, et par la conquête qu'en fit *Scipion* le jeune en un jour, et après une marche extraordinairement rapide, depuis les bords de *l'Èbre*. Elle étoit alors la plus importante des places d'armes qu'eussent les Carthaginois en Espagne, ainsi qu'on peut en juger par ce qu'il dit à ses soldats en les haranguant avant l'assaut : « *In unâ urbe univer-* » *sam Cœperitis Hispaniam* (1). »

Cette côte a de tout temps été fort malsaine. L'an 214 avant J. C., les généraux carthaginois

---

(1) Tite-Live , *lib. XXX.*

virent leurs projets contre les deux *Scipion* dont il vient d'être parlé, contrariés et retardés par une épidémie qui se manifesta d'abord à *Carthagène*, et enleva un grand nombre de soldats et de marins qu'ils y avoient rassemblés pour leur expédition. Bientôt cette épidémie s'étendit dans la *Bétique* et aux environs; la ville de *Castulone*, aujourd'hui *Cazlona*, en souffrit particulièrement : *Himilce*, épouse d'Annibal, et *Haspar*, leur fils, en furent des principales victimes.

Un médecin de cette contrée, *don Martin Rodon y Bell*, a donné, en 1787, une histoire des épidémies qui l'ont affligée depuis l'année 1637 jusqu'en 1786. Il les attribue principalement au lac appelé *Almarjal*, voisin de *Carthagène* : il donne en même temps une description topographique de cette ville. A quatre lieues au nord-ouest de *Murcie*, sur la rive gauche de la *Segura*, est *Archena*, où il y a une source d'eaux thermales. Les Arabes, et avant eux les Romains, y avoient des bains célèbres. Un médecin de *Villena*, *Cerdan*, a écrit en 1760 un petit traité sur ces eaux.

Le royaume de *Grenade*, patrie des anciens *Sexitains*, *Bastules*, *Pœnes*, est divisé en deux parties, l'une septentrionale et l'autre méridionale, par une chaîne de montagnes très-élevées, nommées *Alpuxaras*. Désertes et stériles avant l'expulsion des Maures, ces montagnes ont servi de retraite à quelques familles de ce peuple si impolitiquement persécuté, qui y ont porté leur industrie et leurs connoissances en agriculture.

La partie septentrionale, plus abritée des vents du midi que la partie opposée, se ressent moins de leur influence pernicieuse. Si l'on en croit les historiens espagnols, il y règne même quelquefois des froids assez vifs pour être funestes aux armées. En 1489 et 1490, celle que *Ferdinand le Catholique* y avoit menée contre les Maures fut ravagée par une épidémie de fièvres malignes pétéchiales qui régnoit alors dans tout le royaume de *Grenade*. Dans une revue de son armée que fit *Ferdinand* au commencement de l'an 1490, il trouva vingt mille hommes de moins, dont dix-sept mille étoient morts de cette épidémie; et ce qui doit surprendre, c'est que dans ces contrées, qui passent pour être chaudes, beaucoup de soldats moururent de froid, tant l'hiver fut rude (1). On sait que c'est près de *Münda*, entre *Malaga* et *Ronda*, que se décida, par une bataille sanglante, la querelle entre *César* et *Cneius Pompeius*. En général,

______

(1) *Villalba, epidemiol. de España*, t. I, p. 68.

la côte est assez malsaine ; quelques-unes de ses parties sont basses, humides, et souvent infectées par des effluves marécageux, qui sont une des causes les plus ordinaires des maladies qui y règnent.

La côte de *Malaga* est très-fertile, et son climat très propre à la culture des plantes des pays chauds : les Arabes en cultivoient plusieurs qu'on n'y voit plus. La canne à sucre y réussit assez bien, et l'on en tire un sucre de bonne qualité. A sept lieues de *Malaga*, à *Carratraca*, est une source d'eaux sulfureuses où il n'y a pas d'établissemens, et qui cependant sont fort vantées contre les maladies de la peau.

L'*Andalousie* n'est qu'une partie de l'ancienne *Bétique*, qui comprenoit de plus les royaumes de Grenade, de Jaën, de Cordoue, et partie de l'Estremadure. Pour éviter des répétitions, nous suivrons ici cette division ancienne. C'est ce pays fortuné qu'habitoient les *Cunées*, les *Celtes*, les *Turdetains*. La pompeuse et touchante description qu'en a faite l'illustre auteur de *Télémaque* ne convient guère plus à la *Bétique* actuelle, que la peinture qu'il fait des mœurs des anciens habitans ne convient à celles des habitans modernes (1). Ce seroit

––––––––––––––––––––

(1) « Ce pays semble avoir conservé les délices de

encore néanmoins une contrée délicieuse par là
beauté de son ciel, la douceur de son climat,
par sa fertilité et la variété de ses productions;
un vrai paradis, si elle n'étoit de temps en temps
le théâtre des ravages d'une maladie affreuse qui,
depuis quelques années, semble vouloir l'envahir,
et se naturaliser sur ses côtes, qui passent pour être
fort malsaines. L'Andalousie abonde en grains,
et en récolte, dit-on, deux fois plus qu'il ne lui
en faut pour sa consommation, quoique en général la culture y languisse, et qu'à côté du
terrain le plus productif on trouve des champs
incultes et déserts.

Dans l'intérieur des terres on ressent peu les
rigueurs de l'hiver; mais en été on y est exposé
à l'influence pernicieuse d'un vent d'Afrique fort
incommode, et particulièrement dangereux pour
les femmes, les enfans et les moissons. Il est
connu dans le pays sous le nom de *solano*;
c'est à peu près le *sirocco* des Italiens, le *plum-*

---

» l'âge d'or; les hivers y sont tièdes, et les rigoureux
» aquilons n'y soufflent jamais. L'ardeur de l'été y est
» toujours tempérée par des zéphyrs rafraîchissans qui
» viennent adoucir l'air vers le milieu du jour; ainsi
» toute l'année n'est qu'un heureux hymen du prin-
» temps et de l'automne qui semblent se donner la
» main. »

   *Aventures de Télémaque, livre IV.*

6.

*beus auster* des Latins. Ce vent raréfie subitement les fluides, les attire à la tête, irrite et enflamme le cerveau, et donne lieu à des accès de manie et de frénésie. On a remarqué que pendant sa durée les assassinats, les coups de poignard, sont plus fréquens. Les chaleurs se font particulièrement sentir, dans tout le midi de l'Espagne, pendant les mois de juillet et d'août; ces deux mois, au dire des Espagnols, sont leurs meilleurs généraux, et ceux sur lesquels ils comptent le plus pour la destruction de nos armées. Mais cette cause seule ne suffira pas s'il ne s'y en joint quelque autre, telle qu'une saison en même temps pluvieuse et chaude, une épidémie de fièvres de mauvaise nature, de dyssenterie, ou la disette; c'est au moins ce qu'on peut conjecturer de la bonne santé dont jouissent généralement nos troupes depuis deux années qu'elles occupent cette partie de l'Espagne. D'ailleurs, ces contrées maritimes sont rafraîchies en été par des brises de mer qui soufflent depuis neuf heures du matin jusqu'à cinq heures du soir. Malgré cela, un proverbe du pays, auquel il est bon de se conformer lorsqu'on y séjourne ou voyage, est celui-ci : « *Quien fuere* » *al Andalousia ande la noche y duerna el* » *dia.* »

En 1270, l'armée combinée des rois de France

et de Navarre se rassembla dans le midi de l'Espagne, pour de là passer en Afrique. On sait que cette expédition fut plus fatale encore que la première qu'avoit tentée le pieux Louis IX; car son armée, occupée au siége de Tunis, ayant été assaillie par une épidémie au mois d'août de la même année, il perdit une grande partie de ses troupes, son troisième fils le prince *Jean Tristan*, et y succomba lui-même. Pendant la guerre de la succession, depuis 1709 jusqu'en 1711, presque toute l'Espagne, et particulièrement le midi, fut ravagée par des fièvres pernicieuses (1). C'est dans les années qui ont été précédées d'un automne ou d'un hiver fort pluvieux, qu'elles sont principalement à craindre.

Le *Guadalquivir*, l'un des fleuves les plus considérables de la péninsule, traverse l'*Andalousie* du nord au midi; c'est l'ancien *Bœtis*, dont les eaux étoient réputées avoir la propriété merveilleuse de teindre en couleur d'or les toisons des brebis.

« Bœtis oliviferâ crinem redimité coronâ ,
  Aurea qui nitidis vellera tingis aquis (2). »

Il avoit autrefois deux embouchures; la plus

---

(1) *Epidemiol , de España*, t. II, p. 97.
(2) *Martial. Lib. XII. Epig.* 77.

orientale a disparu, probablement à la suite d'un tremblement de terre, ou par l'effet lent des atterrissemens. Les marées se font sentir dans le *Guadalquivir* jusqu'au-dessus de *Séville;* elles sont sensibles, dit-on, dans les puits de cette ville, particularité que *Pline* a connue (1). Les eaux du fleuve sont constamment troubles et impures. Il est sujet à des débordemens considérables, qui ont particulièrement lieu lorsque de hautes marées et des vents de mer coïncident avec un temps pluvieux. Les plus grandes inondations dont les annales de *Séville* fassent mention ont eu lieu dans les années 1297, 1507, 1544, 1545, 1626, 1649, 1758, 1783. Elles ont presque toutes été suivies d'épidémies de fièvres de mauvaise nature, à raison des eaux stagnantes qu'elles ont laissées après elle (2). L'Andalousie, mais sur-tout le royaume de Grenade, a beaucoup d'eaux minérales, la plupart sulfureuses. *Don Juan de Dios Ayudo* en a donné un traité en 1794, à *Boëza.*

_______________

(1) *Memorias Academ. de la real sociedad de medecina de Sevilla* t. I.

(2) *Varias reflexiones sobre las inundationes del rio Guadalquivir*, etc., por don Cristoval, nieto de Pina, vol. III, de las Memor. de la real soc. de medic. de Sevilla.

*Séville*, l'ancienne *Hispalis*, passe chez les Espagnols pour une merveille. « *Quien no ha* » *visto Sevilla*, disent-ils, *no ha visto mara-* » *villa.* » Bâtie sur la rive gauche du fleuve, et sur un terrain sablonneux, elle est entourée de beaucoup d'eau, sur-tout après les inondations. L'atmosphère y est, en général, chaude et humide pendant l'hiver; néanmoins elle est assez refroidie par les vents du nord. Le tempérament des Andaloux est bilieux, sec, irritable; leurs maladies les plus communes sont les fièvres bilieuses, les maladies du foie, l'hémoptysie, la phthisie pulmonaire, les affections nerveuses, telles que l'hypocondrie, l'hystérie, l'asthme sec, l'apoplexie et ses suites, etc. Elles exigent rarement la saignée, et demandent beaucoup de ménagement dans l'administration des vomitifs, des purgatifs, et en général des remèdes perturbateurs et excitans. (1). Les meilleurs médecins du pays recommandent d'insister long-temps sur l'usage des délayans, des acides. Ces sages principes, fondés sur l'expérience, ont été admis avec raison, et certainement avec profit pour nos malades, par les estimables auteurs d'une

_____________

(1) Don Valentin Gonzalez y Centano , Dis. medica sobre las enfermedades que son mas frequentes en Sevilla., tome *V des Mém.* cités.

lettre adressée cette année ( 1811 ) à MM. les médecins et les chirurgiens-majors du premier corps de l'armée impériale du midi en Espagne. J'ai vu, comme MM. les officiers de santé principaux de ce corps d'armée, des affections gastriques tellement exaspérées par un long usage des médicamens prétendus stomachiques et confortans, qu'elles étoient dégénérées en gastrites et en entérites chroniques.

A une lieue à l'ouest de *Séville*, au lieu appelé *Sevilla la Vieja*, selon d'autres à *Santiponce*, sont les ruines de l'ancienne *Italica* bâtie par *Scipion*, monument touchant de l'humanité active et de la munificence de ce grand capitaine. Après avoir chassé les Carthaginois et pacifié le pays, avant de retourner à Rome, il rassembla en une petite ville, qu'il fit agrandir et embellir, tous ses compagnons d'armes malades ou blessés ; et pour leur en rendre le séjour plus agréable, et diminuer en eux les regrets de la patrie, il donna à cette nouvelle ville le nom d'*Italica* (1). Il y a quelques siècles, au rapport des historiens, qu'un village

---

(1) « Relicto, utpote pacatâ regione, haud valido » præsidio, Scipio milites omnes, vulneribus debiles, » in unam urbem compulit, quam ab Italiâ Italicam no- » minavit ». Abr. *Iberica.*

situé au même endroit portoit encore le nom de *Talica*. C'est là que naquirent, plus tard, *Trajan*, *Adrien*, et le poète *Silius Italicus*. Cette contrée célèbre est, d'ailleurs, remplie de monumens qui attestent son antique splendeur.

C'est dans les campagnes de *Xerès*, à quelques lieues au midi de *Séville*, qu'en 713, selon d'autres en 711, *Roderic*, dernier roi de la race des Goths, perdit contre les Maures la fameuse bataille qui entraîna la chute de son empire, et la ruine de l'ancienne ville d'*Asta* (1).

La ville de *Cadix*, bâtie sur une langue de terre qui s'avance dans l'océan, qui un jour l'engloutira, passe pour être généralement fort saine. Cependant elle est sujette, comme toutes les grandes villes de la côte méridionale de l'Espagne, à un fléau terrible, dont les invasions, malheureusement trop fréquentes, suffisent bien pour ébranler cette opinion, dans laquelle nous retrouvons encore la suffisance espagnole, qui veut que rien de mauvais ne s'engendre en Espagne, et que tout ce qui est bon en provienne. Les historiens espagnols de la fièvre jaune la regardent, d'un commun accord, comme importée sur cette côte, et fixent l'époque de sa première

---

(1) Annales d'Espagne et de Portugal, de don Alvarez de Colmenar, t. I.

invasion à Cadix et en Espagne aux années 1730 et 1731 (1). Quoi qu'il en soit, elle y régna, cette première fois, jusqu'en 1738, en même temps qu'une dysenterie qui ravagea presque toute l'Andalousie. Elle reparut à *Malaga* en 1741, et à *Cadix* en 1744 et 1746. En 1800 cette dernière ville, *Malaga*, *Séville*, et tout le midi de l'Espagne, furent désolés par ce fléau : on porte à près de 48,000 le nombre des victimes qu'il fit. *Séville* seule perdit 20 ou 22 mille habitans, *Cadix* plus de 10 mille, dont la moitié environ étoit de là troupe de terre ou des marins, car ce fléau est plus fatal aux hommes qu'aux femmes. Dans cette triste conjoncture, l'apparition de l'escadre de l'amiral anglais *Keith* dans les eaux de *Cadix*, et ses menaces, donnèrent un nouvel exemple de l'efficacité d'une diversion puissante; les esprits furent frappés de ce nouveau danger auquel on ne devoit pas s'attendre, et dès lors l'épidémie diminua sensi-

---

(1) Crisis epidemica que se padeció en esta ciudad de Malaga, en el ano de 1741, par don Nicol. F°. Rexano.

Dissertation medica sobre la calentura maligna contagiosa que reyno en Cadix, el ano de 1800, etc., por el doctor don Pedro Maria Gonzalez. Et Villalba, epidemiol. de España, t. II, p. 112 et suiv.

blement (1). Elle continua sourdement pendant les années 1801, 1802 et 1803, et fut ou parut importée, au mois de novembre de cette dernière année, à *Barcelonne*, où de bonnes mesures de police empêchèrent son développement (2). Enfin, en 1804, elle sévit avec plus de fureur que jamais, et fit périr plus de 60,000 habitans.

Voilà donc une peste nouvelle et terrible, qui semble menacer la plus belle partie du monde, et qui, si elle parvient à s'y établir, et si l'on en juge par ses premières attaques, la ravagera plus sûrement que ces autres fléaux qui, comme elle, venus du dehors ( suivant l'opinion commune ), l'ont désolée autrefois, et se sont éteints ou adoucis aujourd'hui. Les gouvernemens ne sauroient prendre trop de précautions et de mesures pour se procurer tous les renseignemens possibles sur la nature, le caractère et toutes les manières d'être de celui-ci (3). Ce que je viens d'en dire est conforme

---

(1) Ouvrages cités de Gonzalez et de Villalba. Le premier a donné, dit-on, la meilleure histoire que l'on ait de cette épidémie.

(2) Avant-Propos de la traduction espagnole du Traité du docteur Benjamin Rush, par M. Luzuriaga, p. 61.

(3) C'est ce que vient de faire le gouvernement anglais, en ordonnant la formation d'une commission de santé, chargée de s'occuper spécialement de tous les

à l'opinion générale ; mais la vérité est que les questions les plus importantes, eu égard aux mesures de police, sont encore indécises, au moins pour le plus grand nombre. La maladie est-elle endémique aux lieux où elle a régné, ou y a-t-elle été importée ? est-elle ou n'est-elle pas contagieuse ? l'est-elle en certaines circonstances de temps et de lieux, et pas en d'autres ? Des médecins, également fameux, qui ont vu et observé la maladie, ont, sur ces diverses questions, des sentimens opposés, comme c'est l'usage ; d'autres, après avoir soutenu une opinion, se sont rétractés et décidés pour l'opinion contraire (1), preuve des difficultés dont sont environnées ces questions, même pour les meilleurs esprits, et de la nécessité d'observer long-temps avant de prononcer. *Experientia fallax, judicium difficile.*

Pour ne parler que de l'Espagne, l'opinion commune est que la fièvre jaune a été apportée

---

détails, des mesures qu'il conviendroit de prendre dans le cas où la peste, ou toute autre maladie contagieuse, accompagnée d'une grande mortalité, se montreroit en Europe. Cet exemple n'est pas à dédaigner ; *fas est ab hoste doceri.*

(1) Le docteur Benjamin Rush, de Philadelphie, aussi célèbre par cette honorable rétractation que par ses travaux en médecine.

d'Amérique dans quelques-unes de ses villes maritimes, toutes les fois qu'elle y a paru ; qu'elle est éminemment contagieuse. Mais un médecin américain dont il a été fait mention plus haut, *don Joseph Mocino*, qui a vu et observé la maladie en Amérique et en Andalousie, où il fut envoyé par le gouvernement, soutient au contraire qu'elle est endémique dans le midi de la péninsule, comme dans tous les lieux où elle se montre ; qu'elle, ou au moins son germe, y existe continuellement, et s'y développe à des époques irrégulières, sous l'influence de certaines circonstances favorables, telles qu'une saison fort pluvieuse, suivie de chaleurs au-dessus de 80°, thermomètre de *Farenheit*, et les vents méridionaux. Son ouvrage, encore manuscrit, n'a pu jusqu'à présent voir le jour, par l'opposition qu'il a éprouvée de la part de l'ancien gouvernement espagnol, et l'effet de quelques autres circonstances. Ce médecin naturaliste, bien connu et apprécié de M. de Humboldt, cite quelques faits imposans en faveur de la non-contagion : il prétend que dans les épidémies qu'il a vues en Espagne, très-peu de malades offroient les signes caractéristiques de la fièvre jaune, savoir le vomissement noir et l'ictère ; que le plus grand nombre des malades n'étoient atteints que de fièvres ardentes ou *cansus* des anciens , ou de fièvres rémittentes bilieuses, de *typhus*, de fièvres *ady-namiques*. Quant au type de cette maladie , il l'a vue tantôt continue , tantôt rémittente , d'autres fois intermittente ; il dit enfin , qu'il est peu d'années où les médecins du pays ne l'observent sporadiquement , ce qui n'est point compatible avec l'opinion de l'importation. Pendant le cours de la dernière épidémie d'Andalousie , on remarqua la même chose qu'aux Etats-Unis en 1793, une vigueur de végétation extraordinaire.

Dans le savant ouvrage que vient de faire paroître sur la nouvelle Espagne M. le baron de Humboldt, on voit que , cédant à l'évidence des faits et au sentiment des médecins les plus distingués du nouveau continent, ce célèbre voyageur déclare que la fièvre jaune n'est pas plus contagieuse dans les provinces qu'il a visitées, que les fièvres intermittentes ne le sont en Europe ; mais qu'entraîné, d'une autre part, par des rapports inexacts, par l'opinion générale, sur le caractère qu'affecte cette fièvre dans la péninsule , et admettant le principe qu'une maladie qui n'est pas essentiellement contagieuse peut le devenir sous l'influence de certaines circonstances de saisons , de lieux , d'anomalies atmosphériques, de dispositions individuelles , il prononce que celle-ci est indubitablement telle en Espagne (1). Cette question si importante semble donc n'être encore point décidée, et exiger de nouvelles observations impartiales et froides, dont l'occasion ne se présentera malheureusement que trop. En attendant, la prudence veut, si ce fléau venoit à se montrer, qu'on agisse comme s'il étoit irrévocablement déclaré contagieux.

Les poissons salés et les filles de *Cadix* étoient en grande réputation chez les anciens ; ils faisoient grand cas des petits thons qu'on y préparoit avec le sel et l'ail. *Oribase* en parle sous le nom de *gaditana salsamenta quae nunc sardae appellantur* (2). *Hippocrate* les recommandoit aux hydropiques ; il les appelle *pelamides* (3). Quant aux filles et aux danseuses, elles étoient recherchées des Romains riches et voluptueux, pour leur gaîté et leur galanterie (4).

---

(1) Essai politique sur le royaume de la Nouvelle-Espagne , t. IV , liv. V , chap. XII , édit. in-8°.

(2) De medicamentis , *lib.* 4.

(3) De morbis , *lib.* 11 , §. 69.

(4) Voici ce que dit Martial de leur savoir faire :

« Edere lascivos ad Bœtica crusmata gestus ,
　Et gaditanis ludere docta modis ,
Tendere quæ tremulum Pelian , Hecubæque maritum
　Posset ad Hectoreos sollicitare toros. » etc.

Lib. 6 , epig. 71.

*V*. aussi Juvénal , sat. XI. *Mensæ luxus.*

La province d'Algarve , qui aujourd'hui fait partie du Portugal , est encore plus chaude et plus sèche que l'Andalousie , à laquelle elle est contiguë. Elle étoit habitée jadis par les *Turdetains* qui , au rapport de *Tite-Live* , passoient pour le peuple le plus foible de la nation espagnole (1).

---

## QUELQUES APERÇUS GÉNÉRAUX.

—

SUR LA MÉDECINE ET LES MÉDECINS ESPAGNOLS.

L'ESPAGNE moderne a eu aussi ses grands hommes en médecine. Sans parler des Arabes qui ne lui appartiennent point, on peut mettre au premier rang et considérer réellement comme de grands médecins, *Vallès* dont on a latinisé le nom; *Mercado* connu sous celui de *Mercatus; Heredia , Piquer.* C'est à leur fidélité à la doctrine d'*Hippocrate* qu'ils ont dû leur célébrité. *Pierre Virgili* , Catalan , premier chirurgien de Charles III, peut être considéré comme le restaurateur de la chirurgie en Espagne; il fonda les écoles de chirurgie de *Barcelonne*

---

(1) « Omnium Hispanorum maxime imbelles habentur Turdetani. » Lib. 34.

et de *Cadix*. On lui doit une *Bibliothèque chirurgicale* estimée, en 2 vol. in-4°. *Don Antonio Gimbernat*, son disciple, illustra la chirurgie espagnole, et fit pour elle ce que *Brambilla* venoit de faire en Autriche ; mais *Gimbernat* n'ayant pas affaire à un Joseph II, son ouvrage ne dura point. Il existe encore, mais dans un âge très-avancé. Dans ces derniers temps, un des chirurgiens de la chambre de Charles IV, *don Francisco Balmis*, a eu une certaine célébrité, pour avoir reçu du gouvernement l'honorable mission de porter le bienfait de la vaccine dans les possessions espagnoles du nouveau monde. Parti le 30 novembre 1803 de la Corogne, il alla jusqu'à *Macao* ; et après avoir, pour ainsi dire, fait le tour du monde, il revint à Lisbonne le 15 août 1806. Les Espagnols avoient porté le venin, il étoit juste qu'ils portassent l'antidote. On trouve dans le cinquième volume de l'*Itinéraire descriptif de l'Espagne*, par M. Delaborde, un long article sur l'état de la médecine en Espagne ; cet article qu'il déclare devoir à M. Carrère, médecin, est diffus, passionné, et peu digne de ceux au milieu desquels il figure.

La doctrine des crises a, jusqu'à ce jour, conservé en Espagne une faveur qu'elle a à peu près perdue dans le reste de l'Europe, et beau-

coup de médecins espagnols la professent encore. Seroit-ce parce que le climat de la péninsule auroit avec celui de la Grèce, où cette doctrine a pris naissance, et dont le parallèle est à
peu près le même, une analogie qui n'existe
point ailleurs? La constitution physique et mo-
rale de l'Espagnol seroit-elle réellement favorable à cette marche constante et régulière des
maladies, à ces mouvemens réglés et calculés
de la force vitale, dont l'étude et l'observation
constitue cette doctrine? ou bien seroit-ce sim-
plement l'effet de l'attachement aux anciennes
opinions, aux usages établis, qui fait partie du
caractère national? Le fait est que l'Espagnol
qui, en plus d'un genre, devança autrefois les
autres peuples de l'Europe, est aujourd'hui de-
meuré en deçà, et que, par l'effet de son peu
de progrès dans la civilisation, il se trouve
plus près de la nature qu'aucun d'eux (1). Sa
sobriété, dont on lui a fait une vertu, mais

______________

(1) Pour avoir une idée de l'influence fâcheuse qu'ont
produite sur le caractère de la nation espagnole plusieurs siècles de fanatisme religieux et de mauvais gouvernement, il suffit de lui faire l'application du passage
suivant d'Hippocrate ; on verra que les qualités qu'elle
n'a plus, mais dont elle conserve le masque et peut-être
le germe, ont disparu sous cette influence, et que
celles-là seules lui restent, sur lesquelles ces deux puis-

qui n'est réellement chez lui que le résultat de besoins moindres et plus faciles à satisfaire ; l'uniformité et la simplicité dans la manière de se nourrir, qui tiennent bien plutôt à son éloignement pour tout changement dans ses coutumes, à son insouciance, à son ignorance dans l'art de cultiver, de préparer, d'améliorer ses alimens, qu'à la simplicité de ses goûts ; la tranquillité d'âme, l'impassibilité qui, chez les gens du peuple et de la campagne, va quelquefois jusqu'à la stupidité, peuvent aussi favoriser, dans l'individu malade, cet ordre de mouvemens organiques qu'on a appelés *crises*. Le docteur Thierry avoit déjà observé que les Castillans, auxquels ce que je viens de dire est

---

sans agens n'ont pu opérer, parce qu'elles sont inhérentes au climat.

« Ubi autem regio est nuda, naturâ munita et aspera,
» quæque et a frigore hyberno prematur, et a sole æstivo
» exuratur, ibi duros et robustos, et articulis probè
» disjunctis, vegetosque et hirsutos reperias homines,
» et in quibus a naturâ laboris tolerantia, et vigilantia
» insit ; quique mores habeant pertinaces, ad iram
» proclives et contumaces, magisque feritate partici-
» pantes quam mansuetudine ; insuper ad artes etiam
» acutiores et plus solertes, et ad res bellicas gerendas
» aptiores. »

*De aer. aq. et loc. ed. Vanderlinden*, t. I , p. 362, §. 58.

particulièrement applicable, délirent rarement dans leurs maladies, et qu'ils meurent tranquillement. Nos médecins s'occuperont peut - être un jour de ces questions, et nous donneront le résultat de leurs observations sur ce sujet.

On sait que plusieurs médecins espagnols ont cultivé l'art sphygmique avec une sorte de prédilection, et en ont donné des traités ; les plus connus sont *Christophe a Vega*, *Solano de Luques* leur coryphée, *Guttierez de los Rios*, *don Juan Luis Roche*, *don Francisco Garcia Hernandez*. Il est beaucoup de leurs collègues qui n'ont jamais douté de la véracité de *Solano de Lucques*, et de la réalité des faits qu'il rapporte dans sa doctrine du pouls, quoiqu'ils aient rarement pu les confirmer. Il existe encore actuellement à *Tolède* un médecin, *don Francisco Xavier Cid*, qui s'occupe beaucoup de recherches sur le pouls, et qui a publié sur cette science problématique un ouvrage qui lui a attiré l'attention du vulgaire et le dédain des médecins sceptiques. Je connois à Madrid un praticien, le docteur *Pascual*, qui a dans le public une réputation toute particulière pour la connoissance du pouls, et que, pour cette raison, on désigne par antonomase, sous le nom de *Pulsista*; il y a, comme ou le pense bien, quelque peu de charlatanisme dans son fait.

*Brown* a eu ses partisans ici comme ailleurs, en moins grand nombre cependant, soit par l'éloignement naturel des Espagnols pour toute innovation, et leur dédain pour tout ce qui vient de l'étranger, soit parce que réellement la doctrine de l'incitabilité est moins applicable à ce pays-ci qu'à ceux où elle a fait fortune, et que son application bien entendue y demande plus de restrictions. Je crois qu'elle y est effectivement difficile et environnée de grands dangers si l'on interprète mal les oracles, parfois assez obscurs, de l'Esculape écossais, dont les vues générales, grandes et philosophiques, ne sont pas à la portée de tout le monde. Ici l'air, la chaleur, la lumière, les productions, surexcitent; la vie s'use plus vite, le climat dévore en quelque sorte. Les affections nerveuses, hypocondriaques, les flegmasies chroniques, si communes ici, ne s'accommodent point de cette médecine excitante qu'on donne aujourd'hui sous le nom de *médecine brownienne;* les moyens contraires, que ne désavoue point la véritable doctrine écossaise, y ont bien plus de succès. Si la méthode de traiter ces maladies, préconisée par *Pomme,* doit réussir quelque part, c'est en Espagne et dans les climats analogues. Il ne faut pas croire pour cela que la médecine expectante y convienne davantage : la marche rapide des maladies aiguës , ainsi que nous en avons fait la remarque à l'article de la *Castille* , et le caractère pernicieux que revêtent souvent les affections fébriles , la rendent dangereuse. Un médecin de Madrid, *don Joachim Serrano Manzano*, a traduit en espagnol les œuvres du novateur écossais et celles de ses plus fameux commentateurs ; je doute qu'en cela il ait fait à son pays un présent bien utile. Ici, comme ailleurs, les bons esprits se sont élevés contre l'adoption exclusive de ce système, et n'y ont pris que ce qu'ils y ont trouvé de bon. Son histoire, dit je ne sais pourquoi le D<sup>r</sup> *Luzuriaga,* sera une tache dans les annales de la médecine, et de la société en général, si l'on ne se hâte de revenir à ce conseil du père du présomptueux Phaëton :

« Parce, puer, stimulis, et fortiùs utere loris » (1).
( OVIDE , *Métamorph.* l. II. )

En général, les médecins espagnols font peu de cas de la médecine française ; l'école de Mont-

---

(1) « Relacion de la Calentura bibliosa remittente amarilla ». Traduction , t. I , p. 59. L'influence qu'a déjà que ( et elle peut augmenter encore ) la doctrine de Brown sur la médecine , et l'influence de la médecine sur les intérêts les plus chers de la société et sur la prospérité des empires , mériteroient bien que les gou-

pellier a cependant trouvé grâce devant eux ;
celle d'Edimburg a quelques partisans. Je ne sais
ce qu'étaient les médecins espagnols sous le règne
de Charles II ; je me garderai bien de les juger
sur le portrait affreux qu'a fait plus tard de
ceux de son temps, leur savant compatriote le
père Feyjoo (1).

Mais voici ce qu'une femme de beaucoup d'esprit et de sens disoit d'eux, au moins de ceux
de la cour : « Ce sont des chiens que ces méde-
» cins-ci, avec leurs remèdes ridicules (2) » ;
ceux d'aujourd'hui méritent assurément d'être
mieux traités.

---

vernemens donnassent quelque attention à ce système,
et le fissent examiner, développer et éclairer par des
commissions expresses, composées de têtes froides et
impartiales ; car enfin il seroit utile de s'occuper aussi
de la conservation et de l'amélioration de cette misérable
race humaine. Cette branche d'économie politique en
vaudroit bien une autre.

> « Vos quibus imperium est, et mundi fræna tenetis
>
> » . . . . . . . . . . . . . . . . . . . . . . . .
>
> » . . . . . . . . . « Consulite humano generi. »
>
> PALINGENIUS, zod. vitæ.

(1) *Teatro critico universal.* Disc. I, §. IV, t. I, p. 121 ;
et Disc. III, §. II, t. VIII, p. 36.

(2) Madame de Villars, ambassadrice de France à la
cour d'Espagne, en 1679. Lettres à madame de Coulanges,
lettre IV°.

L'abus de la saignée est général en Espagne parmi le peuple, comme celui des ventouses en plusieurs parties de l'Allemagne ; on y a recours sans nécessité et par fantaisie : aussi les *sangradores* sont-ils très-multipliés. On saigne beaucoup à la main, sur tout en Murcie, où l'on trouveroit à peine, dit M. Delaborde, un chirurgien qui sût saigner du bras ; cet abus est aussi porté plus loin en cette partie de l'Espagne qu'en toute autre.

## SUR LA SIPHILIS EN ESPAGNE.

Plusieurs écrivains espagnols ont essayé de disculper leurs compatriotes d'avoir apporté la siphilis du nouveau monde en Europe (1) ; cette maladie et l'or du Mexique ont été, en effet, deux grands fléaux pour cette partie du monde. L'auteur de l'Epidémiologie d'Espagne, déjà cité plusieurs fois dans ces notes, *don Joachim de Villalba*, regarde comme démontré que celui dont il s'agit n'a point été apporté par *Colomb*, mais qu'il existoit en France et en Italie avant le retour de cet audacieux navigateur en Espagne ; c'étoit aussi, comme chacun sait,

_______________

(1) « La America vindicada de no ser madre de la lue Venerea ». Dissertation de l'abbé Clavigero, Espagnol-Mexicain.

l'opinion du savant médecin portugais *Sanchez,* contre celle d'*Astruc* et de *Vanswieten.* D'autres, tels que le médecin catalan *Fornès* et *Francisco Franco* (1), ont été plus loin, et rejettent cette iniquité sur les Français qu'ils accusent d'avoir, au contraire, introduit la siphilis en Espagne. Selon ces médecins, la première femme qui en fut atteinte en leur pays fut une Valencienne qu'avoit infectée un Français (2).

L'excitabilité, sans cesse en action sous le ciel ardent de la péninsule, s'y épuise aussi bien plus vite. Cette cause fondamentale, et dont on retrouve l'empreinte dans toutes les maladies aiguës, modifie aussi la manière d'être des accidens vénériens, et doit être prise en considération dans leur traitement. Les inflammations vénériennes sont communes, et passent facilement et promptement à l'état atonique et à la gangrène ; nul part je n'ai vu autant de bubons gangreneux, autant de verges tronquées qu'en Espagne.

Au reste, cette observation n'est pas nou-

_______

(1) Médecin de Xativa, au XVI<sup>e</sup> siècle, qui a écrit sur l'usage médical de la glace, et sur les maladies contagieuses.

(2) *Epidem. de España,* t. II, p. 50 et 132.

velle, car *André de Léon*, médecin et premier chirurgien de l'armée du duc d'*Albe* dans la guerre que les Espagnols firent aux Portugais en 1579 et 1580, rapporte, dans un traité qu'il publia sur la vérole en 1605, qu'il vit dans la ville et le port de *Sétubal*, en Portugal, les accidens vénériens prendre un tel degré de malignité, que lui et ses aides amputèrent bien cinq mille verges; tellement que le duc, justement effrayé de ces ravages, lui commanda de visiter toutes les semaines les femmes publiques, et de faire donner deux cents coups de fouet à celles qui ne seroient pas munies d'un certificat de santé, mesure qui eut un bon effet. Si le nombre de ces mutilations n'est pas exagéré, il est permis de soupçonner qu'on mettoit sur le compte de ces malheureuses ce qui n'étoit que le résultat d'un mauvais mode de traitement ou de l'influence du climat; il faut noter aussi qu'à cette époque les accidens vénériens se montroient avec bien plus d'intensité que de nos jours. On lit, dans les *Commentaires du Marquis de Saint-Philippe*, que l'armée anglo-portugaise étant campée aux environs de Madrid, dans l'été de 1706, les courtisannes, partageant le patriotisme des habitans, empoisonnèrent l'armée, qui eut bientôt, dans les hôpitaux, six mille vénériens, lesquels moururent la plupart.

L'administration du mercure demande en ce climat ci plus de précautions que sous les latitudes septentrionales ; il m'a paru qu'il falloit, en général, le donner à moindre dose, et insister moins long-temps sur son usage : celui des sels mercuriels sur-tout demande la plus grande réserve, et cependant les médecins du pays les emploient beaucoup plus que les oxides ; l'hémoptysie et la phthisie pulmonaire, des gastrites chroniques, en sont souvent la suite. J'ai vu et soigné plusieurs jeunes gens à poitrine délicate, condamnés à périr tôt ou tard victimes infortunées du traitement bannal par le muriate suroxygéné de mercure.

La siphilis, soit pure, soit dégénérée, est singulièrement répandue en Espagne, sur-tout dans les villes où la corruption et le libertinage sont extrêmes dans toutes les classes ; il est peu de familles qui n'en soient entachées, et ce n'est pas sans raison qu'on a dit que les Espagnols naissoient avec elle : on pourroit ajouter qu'ils meurent aussi avec elle, car, en général, ils montrent beaucoup d'insouciance à s'en débarrasser, et de légèreté dans l'usage des moyens propres à y parvenir. Le plus sale et le plus fâcheux peut-être des accidens qui peuvent résulter d'un commerce impur, a même, dans la langue du pays, un nom fort honnête qui présente à l'esprit l'idée d'une dépuration salutaire. Les affections chroniques des systêmes lymphatique, osseux et cutané, très-communs ici, sur-tout dans les villes, sont une suite de cette transmission de générations en générations. En aucune grande ville de l'Europe, on ne voit autant de scrophuleux, de rachitiques, de vices de conformation de toute espèce, et quelquefois fort singuliers (1), qu'à Madrid, dont l'air vif, sec et chaud, n'est cependant point propre au développement de ces maladies, si l'on admet la théorie généralement reçue sur leurs causes productrices; fait qui, soit dit en passant, confirme celle qui considère les scrophules comme une dégénération de la vérole.

---

(1) Quelques-uns de ces vices de conformation singuliers et grotesques, renforcés encore par la ruse, la supercherie et tout le rafinement de l'art de mendier, qui en Espagne est porté à un fort haut point de perfection, offriroient au pinceau d'un Calot des effets et des scènes très-pittoresques, des caricatures plaisantes; je suis sûr que Mengs et Goya y ont souvent pris des modèles. J'ai plus d'une fois regretté de n'avoir point cultivé ce genre de dessin; j'aurois pu me procurer en ce pays une collection aussi rare que singulière.

## Application de quelques règles d'hygiène aux troupes étrangères qui font la guerre en Espagne.

Rome, pendant la deuxième guerre punique qui fut la plus dure et la plus sanglante de toutes celles que soutint en Espagne cette maîtresse du monde, n'y envoya, tant qu'elle put, que des soldats faits ; mais la mauvaise conduite de plusieurs généraux, et les difficultés réelles de cette guerre, la faisoit traîner en longueur. En vain, le sénat châtioit, rappeloit et changeoit ses généraux, en envoyoit tous les ans **un** nouveau avec quelques renforts ; ces demi-mesures n'avançoient rien, et la république s'épuisoit d'hommes, tellement que *Fabius Æmilianus*, allant prendre le commandement de l'armée d'Espagne, fut obligé d'emmener avec lui des jeunes conscrits, afin de ménager le peu de vieilles troupes qui restoit (1).

Les fatigues de cette guerre sont en effet au-dessus des forces des jeunes soldats ; beaucoup succombent avant d'avoir pu s'y accoutumer et s'y endurcir, et la sage conduite du sénat

_______________

(1) « Viris urbs exhausta erat, et ut iis parceret qui
» tot bellis superessent, puberum tironum duas legiones
» conscripsit. »

Appian. Iber.

romain seroit à imiter en ce point s'il étoit possible. Il seroit également à désirer, sous le rapport de la conservation des troupes, car je mets ici de côté toute autre considération, qu'on destinât de préférence pour les armées d'Espagne les corps qui prennent leurs recrues dans le midi de la France; les habitudes des individus s'éloigneroient moins des nouvelles impressions de tout genre auxquelles ils vont se trouver soumis. Pour leur en donner insensiblement l'habitude et leur rendre le passage moins brusque, il seroit utile aussi de tenir pendant quelque temps les troupes de nouvelle levée, en venant des provinces du nord de l'empire, rassemblées dans les départemens du midi avant de les envoyer en Espagne; et comme la saison des chaleurs est la plus à craindre pour elles, ne leur faire passer les Pyrénées qu'en automne ou au mois de septembre. Ces précautions préviendroient beaucoup de maladies qui, malgré la flexibilité d'organisation des Français, résultent de l'impression soudaine d'un climat nouveau sur des hommes à peine formés, et qui n'ont ni l'expérience ni les moyens suffisans de s'en garantir : elles seroient d'autant plus nécessaires, que le passage non graduel d'un pays froid dans une région chaude est plus dangereux que celui qui a lieu en sens inverse.

On se tromperoit si l'on croyoit que la troupe qui va passer en un pays réputé chaud y aura moins besoin de la capote et du manteau ; ces vêtemens y seront, au contraire, plus nécessaires que dans les pays froids, où la température, plus égale et plus constante, ne l'expose point aux variations fréquentes et extrêmes qu'elle éprouvera dans celui-ci. Je sais que les circonstances politiques, les évènemens militaires, ne permettent pas toujours de s'arrêter à ces considérations, mais elles n'en sont pas moins utiles, et j'ai dû les rappeler. « *Quisque sua* » *loquitur.* »

Le fantassin moderne, portant ses armes, ses munitions, son sac, n'est guère moins chargé que le fantassin romain. On sait que celui-ci, indépendamment de ses armes offensives et défensives, portait des vivres, blé, farine ou biscuit, ordinairement pour quinze jours au moins (1), quelquefois pour un mois (2), sans compter d'autres objets : le tout composait un fardeau tellement pesant, qu'on les compara à

--------

(1) « Ferre plus dimidiati mensis cibaria. »

Cic. *Tuscul.* 2.

(2) « Militem trigenta dierum frumentum ferre cogebat » ( Scipio numantinus ). »

Tite-Live. *Epit. I. l. VII.*

des mulets (1). Cette faculté étoit très-précieuse, sur-tout dans un pays tel que l'Espagne, où le charriage est difficile, et le plus souvent impossible : mais la nature des armes usitées de nos jours l'interdit à nos soldats, dont, en ce pays, il faudroit bien plutôt songer à alléger la charge s'il se pouvoit ; car ici, comme dans tous les pays chauds, les forces musculaires s'affoiblissent et languissent, tandis que la sensibilité se développe, s'exalte, et devient très-vive.

Les subsistances sont plus difficiles à assurer ici qu'en toutes les autres parties de l'Europe, où depuis vingt ans nos armées font la guerre. C'est un objet d'autant plus important, que le pays fournit à peine à la consommation des habitans, et qu'il manque sur-tout de blé et de grand bétail ; que ce qui est de grands magasins pour ses habitans, n'est que de foibles provisions pour nous, qui consommons beaucoup, soit par besoin réel, soit par habitude du gaspillage ;

---

(1) « Muli Mariani dici solebant a C. Mario instituti
» cujus milites infurcâ interposità tabellâ, vaticosius onera
» sua portare assueverant. »

F<sub>ESTUS</sub>.

V. aussi dans le Thesaurus antiq. rom. de Grævius, les nombreux auteurs qui ont écrit sur la milice des Romains.

enfin, que les moyens et les voies de transport sont rares et difficiles. Cependant si ce point n'est pas assuré, il est difficile de compter sur des succès ; car, comme le dit *Végèce :* « *Sœ-* » *pius penuriâ quàm pugna consumit exerci-* » *tum, et ferro saevior fames est* ». L'orge, le maïs, le millet, le riz, la châtaigne, le gland comestible de quelques espèces de *quercus ,* qu'on rencontre assez abondamment dans la plupart des provinces de la péninsule, peuvent, en cas de pénurie, être substitués au froment.

Dans la saison des chaleurs, il y a de l'avantage à faire marcher la troupe la nuit, pourvu qu'elle puisse se reposer pendant le jour ; non-seulement elle souffrira moins de la chaleur, mais encore de la poussière que le vent élève moins de nuit que de jour. Il est quelques précautions générales à prendre pour diminuer les incommodités et les fatigues de la marche, et pour en écarter les dangers ; elles sont particulièrement nécessaires en ce pays. Le soldat devra être à l'aise dans ses vêtemens : sur ce point il sait ce qui lui convient, et l'on peut s'en rapporter à lui. Les rangs seront bien ouverts, les intervalles considérables et bien observés ; les têtes des colonnes devront marcher lentement, et des mesures seront prises pour que les hommes ne s'en écartent point. Les haltes seront fréquentes, mais courtes : il sera prudent d'éviter de les faire trop près des rivières, ruisseaux et fontaines, qui devront être assez éloignés pour que les hommes et les animaux, en allant s'y désaltérer, aient le temps de se rafraîchir un peu. Il seroit sur-tout très-dangereux de permettre aux soldats de s'y baigner, d'abord pour le mal qui en résulteroit pour eux-mêmes, ensuite parce qu'ils troubleroient l'eau qui doit servir à tous. On imitera Alexandre, qui, dans sa marche à travers la province aride et brûlante de *Gedrosia*, devenu plus prudent à ses dépens, campoit assez loin de l'eau pour que le soldat ne pût en abuser ou en mésuser. « Castra » procul ab aquis ponebant ; sœpe ad ccc. sta- » dium, ne propter sitim ubertim biberent mi- » lites : nam multi aquam nacti, armati in eam » se immergebant, unde intumefacti examines » fluitabant, et aquas non profundas, eas con- » taminabant (1) ». On sait qu'il faillit lui-même être victime d'une semblable imprudence commise dans le *Cydnus*.

Les effets de l'excessive chaleur, assez semblables à ceux du froid extrême, ne sont pas moins terrible qu'eux ; leur dernier terme est

--------

(1) Strabon. *Geographia , lib. XV*. Traduction de Casaubon.

un état apoplectique, suivi de la mort. En voici un tableau dont la ressemblance a été malheureusement vérifiée plus d'une fois en ce pays; ce sont encore les soldats que ce conquérant traînoit à travers l'Inde qui en fourniront les personnages. « Alii ob solis æstum, siti confecti, » in mediâ viâ jacebant, deinde tremuli, inter » manuum pedumque quassationem moriebantur, quomodo alii qui rigore atque horrore » detinebantur (1). »

L'eau pure, bue en trop grande quantité, même dans un moment opportun, n'est pas sans inconvéniens; elle débilite l'estomac, entretient et facilite la sueur, et donne lieu à des affections gastriques et bilieuses. Son mélange avec le vinaigre constituoit le *posca* en usage dans les armées romaines, et qui convient fort à nos troupes en Espagne. Il est fâcheux qu'elles soient à peu près privées de cette ressource par la rareté du bon vinaigre, que les Espagnols ne savent point préparer, quoiqu'ils aient des vins très-convenables pour cela. Un peu d'eau-de-vie mêlée à l'eau est aussi très-propre à en prévenir les mauvais effets, et à désaltérer. A défaut des fruits rouges, assez rares en ce pays, les oranges, les citrons, les limons, les gre-

---

(1) *Ibidem.*

nades, qui abondent dans la plupart des provinces, offriront un moyen de rafraîchissement aussi agréable que salutaire, sur-tout si l'on ajoute un peu de vin aux boissons qu'on en prépare. Les cucurbitacées, très communes dans le pays, peuvent encore être une ressource contre la soif. Nonobstant cela, le soldat se trouvera souvent réduit à la tromper par le défaut absolu d'eau et de toute espèce de fruits; il y réussira, ou au moins il allégera son tourment, en s'abstenant de parler, de respirer par la bouche, en tenant et promenant continuellement en cette cavité un petit caillou ou un corps dur, poli et frais : le mouvement des mâchoires, et le contact répété de ce petit corps, exciteront la salive à couler dans la bouche, qu'elle humectera.

Les onctions d'huile, employées par *Xénophon* dans sa fameuse retraite (1), et par *Annibal* dans son passage des Alpes (2), pour prévenir ou amortir les effets du froid sur leurs soldats, pourroient, je crois, être employées utilement en Espagne, pour préserver les nôtres de l'extrême opposé. Elles auroient l'avantage de prévenir l'excessive transpiration qui abat les

_______________

(1) Xénophon, *Anabasis*, ou Retraite des dix mille, liv. IV.

(2) Tite-Live, liv. XXI.

forces, occasionne plusieurs maladies, et dispose à d'autres ; de rendre les corps moins sensibles aux changemens de température, si fréquens et si brusques ici ; de prémunir contre la contagion de diverses maladies qui peuvent se contracter par cette voie; enfin d éloigner la vermine qui fourmille en ce pays : le tout seroit de vaincre la répugnance de nos soldats pour cette pratique.

Dans ces contrées brûlantes, arides et rocailleuses, le conseil du maréchal de Saxe à ses soldats, de se graisser la plante des pieds avec du suif, afin de les préserver de l'humidité, est très-applicable dans d'autres vues, celles d'empêcher que le cuir de la chaussure ne se dessèche, ne se durcisse, ne se gerce par l'action de la poussière et de la chaleur, et que le pied ne s'échauffe et ne se blesse aussi facilement. Le saindoux, qu'on trouve par-tout en ce pays, pourroit suppléer au suif, qui n'y est pas aussi commun.

La castramétation mérite une attention toute particulière en Espagne, sur-tout au midi et à l'est, contrées plus exposées que les autres aux effluves marécageux et à leurs effets pernicieux. Dans la saison des chaleurs, les tentes ou les baraques devront être ouvertes au nord ou au nord-est, comme le conseilloit un médecin du pays, l'arabe *Rhasès*. On changera souvent de camp, afin de prévenir le développement des maladies putrides, qui sont communément la suite d'un long séjour dans un même lieu ; les emplacemens médiocrement élevés, abrités du côté du midi, pourvus d'eau et de quelque ombrage, seront préférés. Un ouvrage espagnol sur cette intéressante partie de l'art militaire (1) ne m'a donné aucun renseignement particulier sur les localités.

Un principe d'hygiène dont on se trouve généralement bien par-tout, et qui a également ici son application, c'est d'adopter peu à peu et jusqu'à un certain point la manière de vivre et les coutumes des habitans du pays où l'on arrive ; la plupart sont dictées par l'expérience ou par l'instinct, et ne sont point à dédaigner. Quoique celles dont nous avons à parler ne soient guère à la portée du soldat, nous en dirons néanmoins un mot. Les Espagnols ont quelques usages adaptés à la nature de leur climat ; celui du manteau et de la ceinture des Castillans, par exemple, est de ce nombre ; on fera mieux de l'adopter que d'en rire, mais il en est qui sont d'une application plus générale, et journalière.

-----

(1) Tratado de Castrametation o Arte de Campar, por don Vicente Ferraz. *Madrid*, 1801.

Nous avons déjà fait remarquer que dans ce pays-ci, comme dans tous les pays chauds, les alimens contiennent, sous un volume donné, plus de parties nutritives que sous les zones plus tempérées; que les vins y contiennent plus de matière sucrée, et par conséquent plus d'alcohol qui les rend forts et excitans; il est donc nécessaire de prendre les uns et les autres en moindre quantité à la fois, pour ne point fatiguer les organes digestifs, et introduire dans le système une surexcitation dangereuse. La coutume que conservent les Français en ce pays, de se remplir l'estomac deux fois le jour des alimens les plus nourrissans et des vins les plus forts, ne peut que leur être pernicieuse; de-là une infinité de désordres dans les fonctions de l'estomac et des intestins, des mouvemens déréglés du système sanguin, que la diète et les délayans pourroient réprimer, mais qu'un sentiment trompeur de foiblesse et de langueur porte à combattre par les amers, les toniques, les vomitifs, qui ne font qu'exaspérer le mal.

Les repas des Espagnols sont bien différens; ils en font trois ou quatre dans la journée, mangeant peu à la fois et souvent: leurs mets se composent de peu de viandes, de légumes ou de fruits rafraîchissans, acidules; les *garvanzos* (*cicer arietinum*), la pomme d'amour (*sola-*

*num lycopersicum*), le concombre, la cale-
basse, la courge, le melon. Le tout est assez vive-
ment épicé ou aromatisé, il est vrai, et cela est nécessaire, mais d'épices plus piquantes qu'excitan-
tes, telles que le *pimento (capsicum annuum)*,
l'ail, la câpre, etc.; d'aromates indigènes et doux,
tels que la menthe, la sarriette, le safran, le ci-
tron, etc. ; les uns et les autres très-propres à
stimuler les glandes salivaires, l'estomac, sans
échauffer, et à devenir le correctif de l'eau qu'ils
boivent en grande quantité, non-seulement à
leurs repas, mais encore dans les intervalles.
Cette sobriété volontaire ou forcée de l'Espagnol est très-bien exprimée par cette maxime
d'un gueux fier : « Unas azeitunas, una ensa-
» lada, y ravanillos, son comida de caballeros »;
c'est-à-dire : Quelques olives, une salade et des
radis, sont dîners de chevaliers. Cela n'empêche
pas que ces chevaliers si fiers et si sobres ne
mangent avec excès quand l'occasion leur en est
offerte, et qu'ils trouvent quelque chose de leur
goût. Le chocolat, communément à la cannelle,
se prend au moins deux fois le jour, le plus souvent préparé à l'eau. *Van Helmont* prétendoit
que l'usage des Espagnols, de renfermer leurs
vins dans des outres goudronnés, contribuoit à
leur santé; c'est une des mille et une visions de
cet esprit fougueux.

Il est d'usage en Espagne, comme en Italie, de se reposer et dormir quelque temps après le dîner, sur-tout pendant l'été et les heures les plus chaudes du jour. Les Espagnols ne manquent point à la *siesta;* depuis une heure jusqu'à trois, les rues sont désertes, et vous ne pourriez à aucun prix faire sortir un ouvrier de sa boutique, un porte-faix de son coin, un fiacre de sa remise. On peut encore les imiter en cela; il est peu de personnes auxquelles ce moment de repos ne convienne quand il n'est pas trop prolongé.

Nous avons dit qu'ils buvoient l'eau avec délices, ils ne se délectent pas moins dans leurs appartemens d'un courant d'air frais; ils s'y épanouissent, et quelque violente que soit cette flabellation, il ne paroît pas qu'ils en soient incommodés ; cependant, je pense qu'en Espagne, comme par-tout ailleurs, cette conduite est imprudente, et peut donner lieu à des accidens. Si les Espagnols prennent beaucoup de précautions pour se garantir de la chaleur, ils en prennent, au contraire, fort peu pour se garantir du froid ; presque par-tout les portes et les fenêtres, ordinairement très-grandes, joignent et ferment mal, ce qui rend les appartemens très-froids et très-incommodes pendant l'hiver, d'autant plus qu'ils sont, en général, vastes et élevés : les *bra-*

*seros* ou brasiers ne suffisent point pour les échauffer , et ajoutent un nouveau danger à celui des vents coulis. L'attention de bien allumer le charbon de ces brasiers, avant de les introduire dans les appartemens , n'empêche pas tout à fait le dégagement de l'acide carbonique , dont les effets pernicieux se portent souvent à la tête, à la poitrine , et occasionnent des vertiges , des céphalalgies , l'oppression , le crachement de sang, etc.; les étrangers feront bien de se tenir en garde contre ces causes d'incommodités, si ce n'est de maladies , d'autant plus dangereuses qu'on les soupçonne moins.

La tempérance et la modération en tout point sont, comme on sait, plus nécessaires dans les pays chauds que dans les régions froides ; nous avons parlé de la nécessité de la tempérance relativement aux alimens et aux boissons ; il est un autre besoin moins journalier , mais quelquefois tout aussi impérieux, qu'il est singulièrement important de ne satisfaire qu'avec la plus grande modération. Les jeunes gens seront d'autant plus en garde contre le danger qui les attend , que tout concourt à les y précipiter : alimens nourrissans, vins forts et généreux, excitation de la peau par un soleil versant à grands flots la lumière et le calorique, répétition de cette excitation sur des organes éminemment irritables, et qui sympathisent avec elle ; d'une autre part, beauté des formes, finesse et régularité des traits, vivacité et jeu de la physionomie enfin, le dirai-je, Grâces dénouant facilement leur ceinture (1). Que de force et de raison ne faut-il pas

---

(1) « Segnesque nodum solvere Gratiæ. »
HOR. od. XV, l. III.

En ce pays-ci, comme par-tout, les femmes valent mieux que les hommes ; contre la remarque d'ailleurs exacte d'une femme d'esprit qui avoit beaucoup voyagé, savoir : que les femmes des différens pays diffèrent moins entre elles que les hommes, celles-ci ont, dans leur organisation physique et dans leur caractère, quelque chose de particulier qu'on ne trouve, je crois, en aucun pays. On sera peut-être bien aise de retrouver ici le portrait qu'a tracé des Andalouses M. Alexandre Delaborde : « Les *majas* sont aussi séduisantes que les *majos*
» peuvent être repoussans ; un air dégagé, une tour-
» nure aisée, une démarche leste, un œil vif, attrayant,
» animé, un sourire fin et agréable, une taille svelte,
» une chaussure recherchée, un costume élégant et
» léger, des grâces variées, un son de voix cadencé,
» une amabilité naturelle, des gestes expressifs, sont les
» attributs de ces femmes aussi dangereuses qu'aimables.
» Habiles dans l'art de séduire, elles connoissent tous
» les moyens d'y réussir, elles les emploient avec
» adresse, le plus souvent avec succès ; libres dans les
» propos, plus libres dans le maintien, elle agacent,
» elles attaquent, elles invitent, et il est difficile de leur
» résister ». La peinture de tels êtres vaut bien, ce

à de jeunes guerriers, toujours prêts à servir avec une ardeur égale et Mars et l'Amour, pour résister à tant d'ennemis conjurés! J'en connois plusieurs qui y ont succombé ;

» . . . . . ignotis perierunt mortibus illi. »

Hor. *Sat. l. I , sat.* 3.

et d'autres qui, pour n'avoir point fermé leurs oreilles aux accens de ces dangereuses sirènes, ont vu leur santé robuste et fleurie se changer en infirmités précoces. Le danger est d'autant plus grand , que ces femmes sont aussi exigeantes que séduisantes ; et que, paroissant s'entendre avec les hommes, elles nous font ainsi une guerre qui, pour être plus douce, n'en est pas moins meurtrière.

Une discipline exacte et sévère, en maintenant l'ordre, contribueroit aussi à la conservation des hommes ; sans discipline les armées se fondent, et n'offrent plus qu'une proie facile à l'ennemi. Le caractère de celui que nos armées

---

me semble, la description d'une statue antique, ou l'analyse chimique d'une pierre. En parlant de Cadix, nous avons dit un mot de la vogue qu'avoient les femmes de cette ville chez les Romains ; voici ce qu'en dit Martial :

« Tam tremulum crissat, tam blande prurit, ut ipsum

» Masturbatorem redderet Hippolytum. »

Apophoreta, *de puellá gaditaná.*

ont à combattre dans la péninsule (1), et sa manière de faire la guerre, rendent le bon ordre, la surveillance et l'union encore plus nécessaires (2). L'indiscipline et le luxe qui s'étoient introduits dans les armées romaines leur furent souvent fatales en Espagne ; on sait quelles réformes eut à faire à cet égard *Cornélius*

---

(1) On voit dans l'histoire de leurs guerres, que ces peuples sans foi se révoltoient continuellement malgré leurs sermens. Plusieurs généraux romains ne trouvèrent pour les réduire que le moyen odieux de les attirer en les trompant, et de les faire mettre à mort par milliérs, ainsi que fit Servilius Galba : « Sic perfidiam perfidiâ » ultus est, non ut Romanum decuit ; non Romanorum » humanitatem sed barbarorum diritatem atque immani- » tatem imitatus. »

App. Iber.

(2) De tous temps les Espagnols ont fait une guerre d'embûches, de surprises, la petite guerre, et ils ont dû plus souvent leurs succès à l'astuce et à la perfidie qu'à la valeur : « Et illi ut justo prælio abstinebant, » sic levibus veliteribus certaminibus contendebant », dit Appien. Des peuples voisins de Benavente, et des bandes de brigands harcelèrent les armées romaines comme elles font aujourd'hui des nôtres : « In itinere » duo latronum principes obvii cum decem millibus » hominum Romanos turbavêre », dit le même auteur. Ordinairement les généraux romains faisoient couper une main à ceux qu'on prenoit ; nous sommes plus généreux ou plus habiles que cela.

*Scipion*, quand il vint prendre le commandement de l'armée sous *Numance :* « Audierat
» ibi omnia ignaviâ, discordiâ, ac luxu cor-
» rupta esse........ Simul atque in castra perve-
» nit, nihil antiquius habuit quàm ut merca-
» tores omnes, scorta, ariolos, sacrificos qui-
» bus tot adversis pugnis consternati milites,
» plus nimio addicti erant, expelleret.... plaustra
» cum sarcinis inutilibus et jumentis distrahi
» juberet. » App. *Iber.*

Il seroit à désirer que tous les officiers de
santé en chef des armées suivissent l'exemple de
ceux de l'armée française en Égypte, de Prin-
gle, etc. et publiassent, avec la topographie du
pays, l'histoire médicale de l'armée qu'ils ont
suivie. Que de lumières n'en retireroient pas ceux
qui par la suite pourroient se trouver dans les
mêmes circonstances ! MM les officiers de santé
en chef des différens corps de l'armée impériale
en Espagne s'empresseront sans doute, lorsqu'ils
seront rendus à des fonctions plus paisibles, de
mettre au jour le résultat de leurs observations
et de leur expérience pendant la guerre mémo-
rable dont le pays que je viens d'examiner bien
superficiellement est depuis trois ans le théâtre.
Déjà MM. les officiers de santé principaux du
premier corps ont adressé, sous forme de lettres,
à leurs collaborateurs des instructions infiniment

utiles, et que la position critique dans laquelle se trouvoit ce corps rendoit nécessaires.

Pour moi, je n'ai pu donner que des notes bien légères, et encore la plupart empruntées, sur cet immense théâtre de la guerre actuelle. Pour en dire, sous les rapports médicaux et hygiéniques, quelque chose de satisfaisant, il faudroit avoir sur les localités, qui sont singulièrement variées, des connoissances profondes, et telles qu'il seroit difficile à un seul homme de les acquérir. Ce n'est que par les résultats d'observations bien faites sur les lieux par les officiers de santé en chef de chaque corps, de chaque division, qu'on pourroit parvenir à connoître la nature particulière de l'air, du sol, des eaux et des productions de chaque contrée de ce vaste royaume, et leur influence tant sur les habitans que sur les étrangers. Mais pour cela il faudroit trouver une réunion de circonstances et de dispositions fort rare à rencontrer, le loisir, les occasions, la volonté et les moyens. Au reste, que chacun apporte à la masse commune le fruit de ses lectures, de ses recherches, de ses observations particulières, et l'on amassera ainsi des matériaux, parmi lesquels un esprit doué de discernement et de méthode pourra faire un choix, et qu'il saura mettre en œuvre, au profit de l'homme de guerre, dont la santé et le bien-être importent tant à la prospérité des empires.

Si l'on veut connoître l'Espagne sous tous ses rapports, autant qu'elle peut être connue actuellement, il n'est rien, jusqu'à ce jour, de plus complet, et en même temps de plus exact, que l'*Itinéraire descriptif* par M. Delaborde, qui, sous ce titre trop modeste, offre beaucoup plus que les voyages, descriptions et tableaux réunis qui ont été publiés, depuis le milieu du siècle dernier, sur cet intéressant et triste pays.

Quand les recherches et les lectures, dont ces notices sont un extrait, n'auroient d'autre résultat que celui d'avoir rempli utilement les loisirs qu'ont pu me laisser les fonctions de mon emploi, d'avoir écarté de mon esprit l'ennui et le dégoût, mon but seroit atteint et ma récompense trouvée.

« Hæc, si displicui, fuerint solatio nobis :
Hæc fuerint nobis præmia, si placui. »

MARTIAL, *l. III*, *epig.* 67.

FIN.

www.ingramcontent.com/pod-product-compliance
Ingram Content Group UK Ltd.
Pitfield, Milton Keynes, MK11 3LW, UK
UKHW031849170726
13836UKWH00004B/1968